照顾宝宝的同时，不要忽视了自己。
剖宫产后，让自己恢复好状态吧！

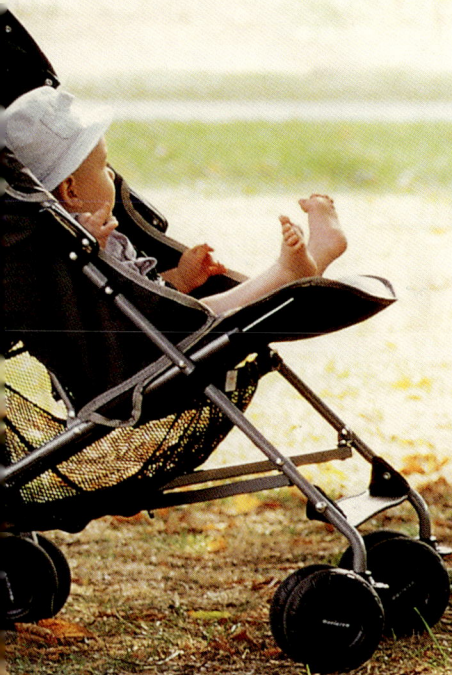

目　录

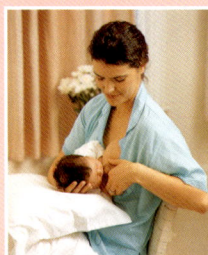

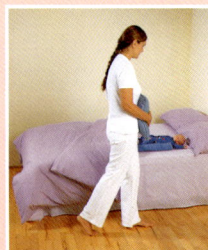

CAESAREAN RECOVERY

剖宫产后 快速康复

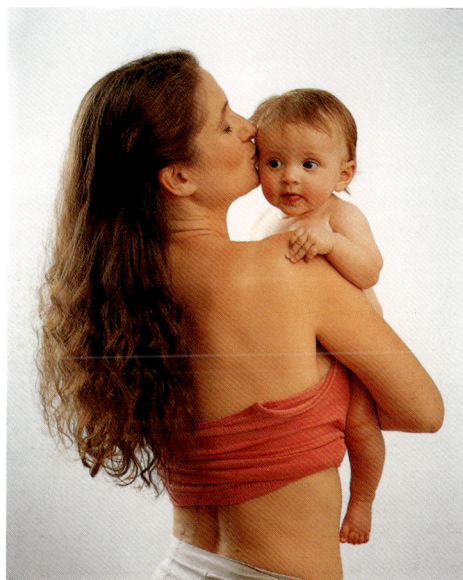

[英]克里西·加勒加尔·曼迪　著

田红香　曹菲菲　译

北京出版集团公司

北京出版社

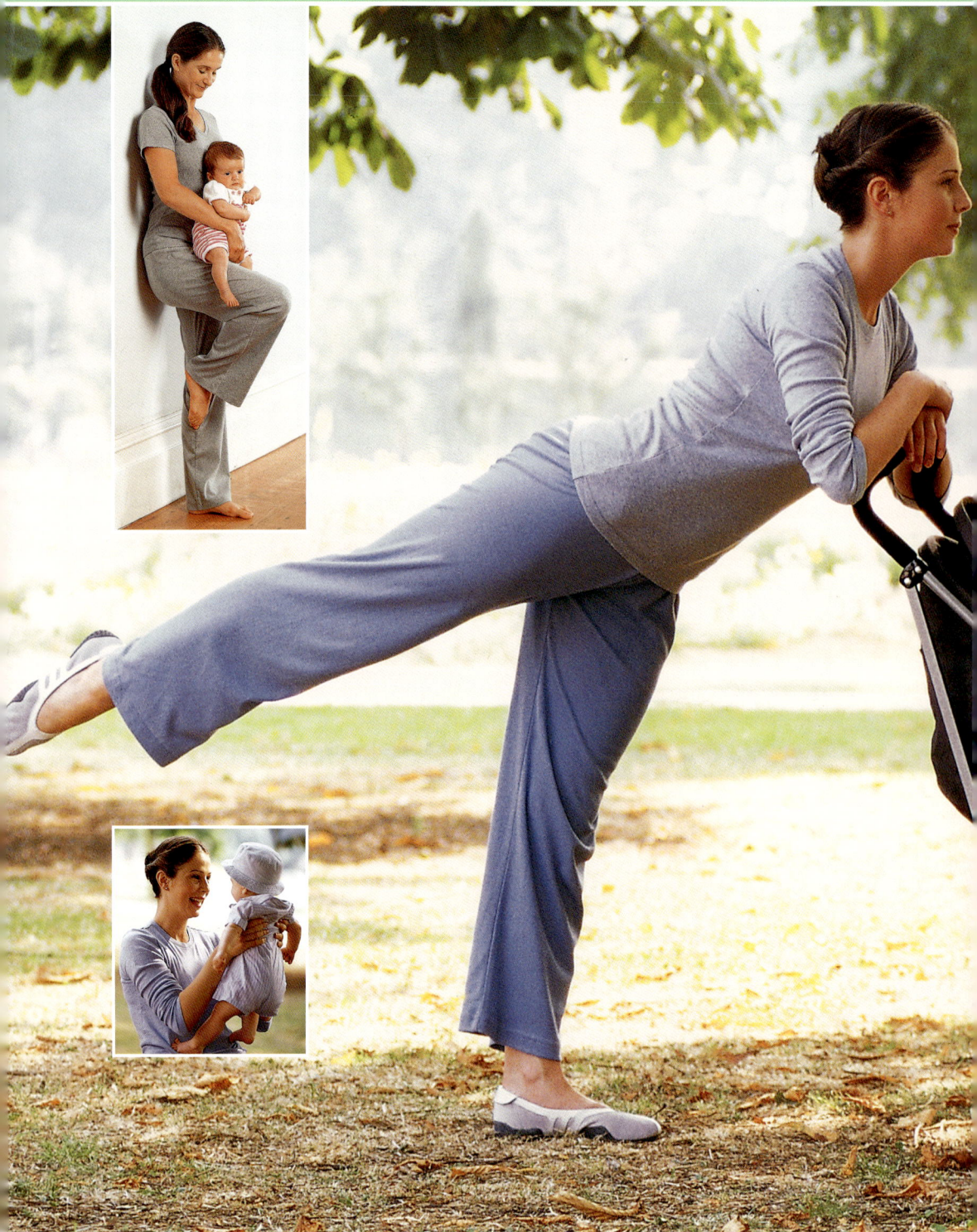

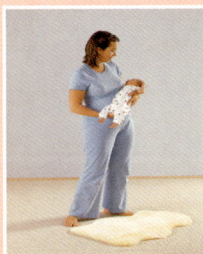

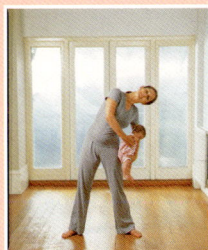

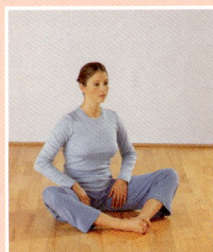

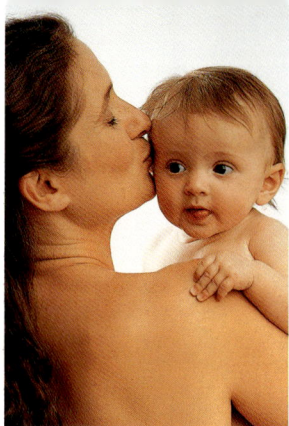

序　言

　　阅读本书的绝大多数母亲，都可能有了做剖宫产的准备。然而，有些母亲本来打算采用自然分娩生下宝宝，可在当时的特殊情况下，也只能选择剖宫产手术了。不论你是提前决定，还是不得已选择剖宫产手术，本书都能为你提供剖宫产术后的康复指导。

剖宫产的重要意义

　　虽然从古代起，剖宫产就代表了人类医疗技术的发展，但它通常被人们认为是一种为了让婴儿活下来，而舍弃母亲性命的做法。直到19世纪，医学界才开始考虑如何通过剖宫产手术，既能够保住婴儿的生命，又能使母亲活下来。尽管剖宫产仍然被认为是一种不得已的选择，但做剖宫产的母亲却越来越多，并且其成功率也越来越高。现在，剖宫产手术已经是很常见的生育方式，大约25%的英国母亲选择剖宫产分娩。

　　为什么有必要做剖宫产手术，其原因有很多，本书将会对此做详细的讨论。如果你曾经做过或正准备选择做剖宫产，医生应该在你签订手术知情同意书前，就向你解释做剖宫产的必要性，而且他也应该解答你和你的丈夫提出的任何问题。然而，对于紧急实施的剖宫产手术，医生就来不及告诉你详情了，或许你还会觉得自己好像被迫同意了医生的决定。在紧急情况下，如果你提前对剖宫产有所了解，就会知道只有做剖宫产手术才不会对你的生命造成威胁，并且也能够使宝宝安全地来到这个世界。

剖宫产是外科手术

　　首先，你应该清楚地知道，做剖宫产主要是指对腹部进行较大的外科手术。相比顺产而言，剖宫产对产妇的身体以及之后的恢复指导要求更高，甚至在做完剖宫产手术出院后出现不适感或疼痛时，你需要去医院看医生。现在，还有其他的办法帮助你缓解疼痛，如产妇绷带，有固定伤口、加速恢复的效果，你可能需要在进医院时就带在身边。术后的你要比顺产的产妇住院的时间长一些，所以你在提前收拾住院行李时要考虑这个问题。

如果术后你想用母乳喂养孩子，也有适合你喂养的特殊姿势，让你能轻松地实现母乳喂养（详见26～29页）。如果你能在分娩前就学会这些姿势，到时候便可应付自如了。你也可以从其他妈妈那里学习一些有用的常识，这会使你在住院期间更加愉悦舒心。

产后返回家中

尽管正处于术后的恢复期，新手妈妈还得学会适应有宝宝的生活。伤口的完全愈合需要6个月的时间。甚至在伤口痊愈后，手术区域也会麻木无知觉，直到新的神经纤维生长出来，这种生长通常能在产后3个月内完成。

在恢复的初期，你应该让自己在家中多休息，以便你的伤口能恢复得更快更好。腹部肌肉需要很长一段时间才能恢复原来的韧性和力量。

产后的形体恢复

产后的妈妈要想尽快恢复肌肉力量，做一些舒缓的运动非常重要。虽然大多数妈妈并不想在生完孩子后立刻去做恢复性的运动，但我还是建议你在麻醉剂作用消失后，立即起来活动活动。你将会在本书38～43页里学到一些躺在床上就可以做的简单运动，这些都是为了恢复伤口而迈出的第一步。随着锻炼的深入，你的腹部肌肉会慢慢恢复力量，并且你会发现每天都有进步。

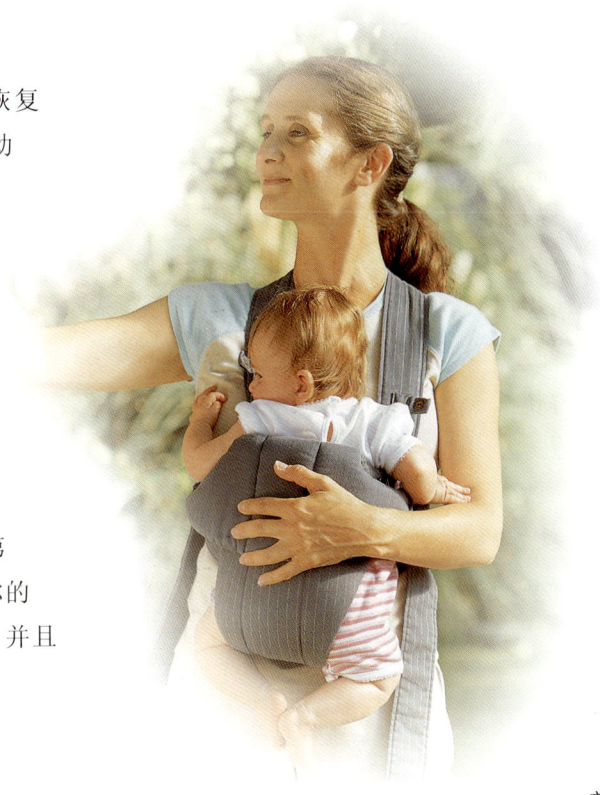

剖宫产后的情绪调整

几乎所有的手术都需要情绪的配合和调整，剖宫产手术也不例外，甚至更加需要引起妈妈们的注意。新手妈妈通常会有以下情绪出现：解脱感、愧疚感、怨恨自己、情绪失落、莫名其妙地生气等。有些妈妈希望在分娩过程中多一点儿自己的参与，或者希望能够早点儿得知做剖宫产手术的决定。请注意，不论是有积极还是消极的想法，都属于正常现象。你应该在遇到问题时，积极和医院的工作人员进行沟通，他们会告诉你一些经验，帮助你对剖宫产有进一步的理解，进而使你做好术前的心理准备。

本书的写作目的

《剖宫产后快速康复》将会告诉你：在术后不同阶段应该做怎样的调整，并且指导你按照安全的步骤，有计划地进行康复训练。不要总想着能尽快好起来，从而造成心理上的压力。你应该把康复看成一项你能掌控的计划，并通过这段时间和宝宝建立亲密的感情。

在不同的康复阶段，你需要做不同的运动，这些运动会帮助你逐步进入下一阶段。作为一本指导书，《剖宫产后快速康复》将帮助你度过这些阶段，从刚开始尝试在病床上坐起来，到完成独自站立，以及最后能够进行恢复性锻炼。当你和新出生的宝宝一起回到家，《剖宫产后快速康复》将会指导你逐步实施生理功能和力量的康复计划，并提供全套的运动方案，帮助你完全恢复健康。

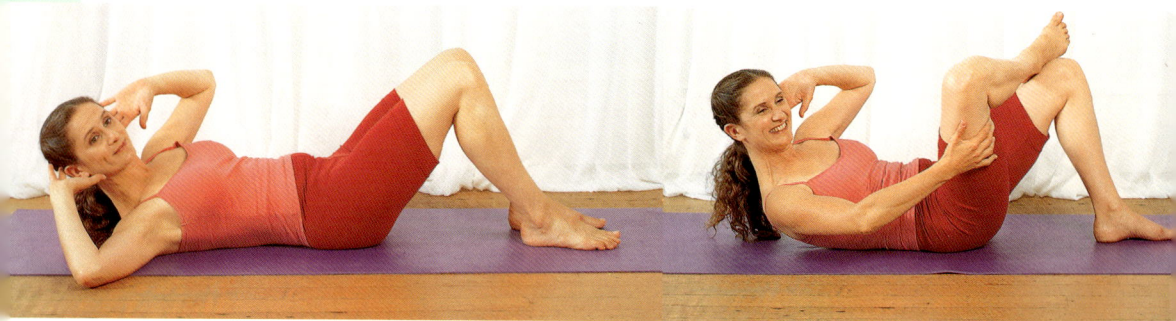

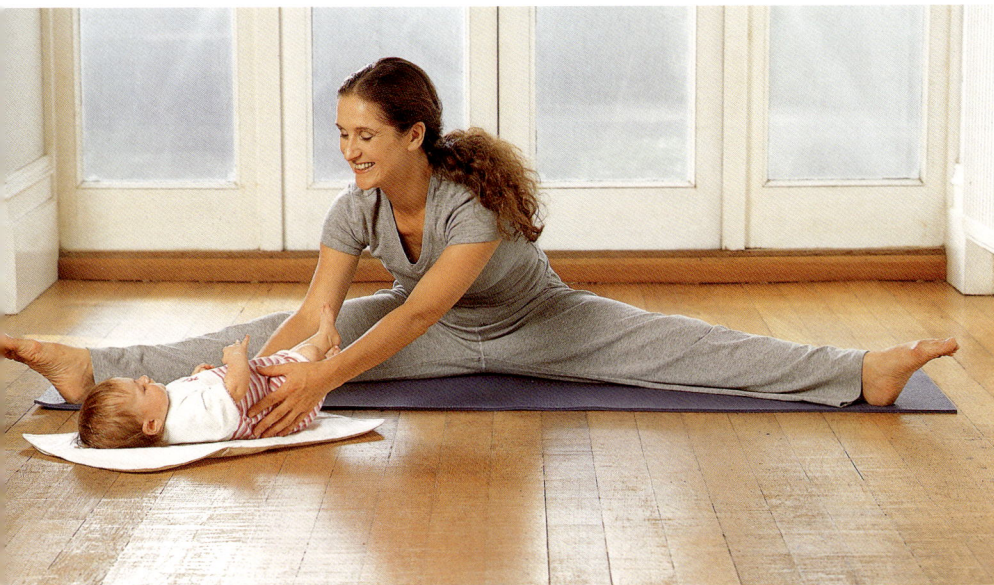

　　你必须小心并且安全地进行康复训练。我还会告诉你什么时候进入新阶段的训练，怎样康复才能使效果达到最好。不仅如此，你还会锻炼到产后需要恢复的更多部位，比如腰腹部、背部、胃部、骨盆底等部位，甚至在剖宫产分娩宝宝后，恢复大部分腹部力量和胃部的形状，也是大有可能的事。最后，本书给出了更多建议，如怎样制订锻炼计划表，怎样循序渐进地实施并做出调整，以及如何让锻炼持续有效——直到完全康复，让你可以再一次怀孕分娩。

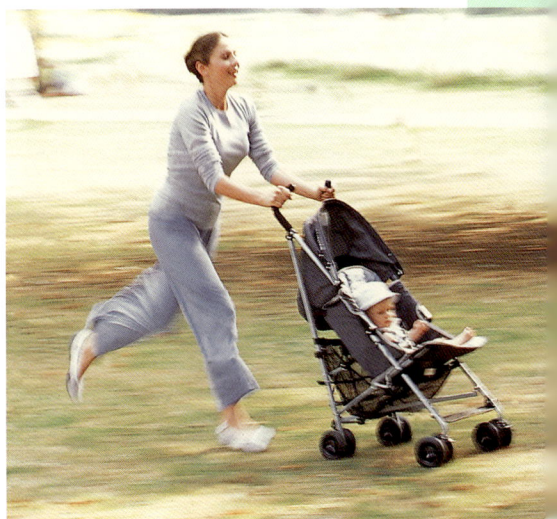

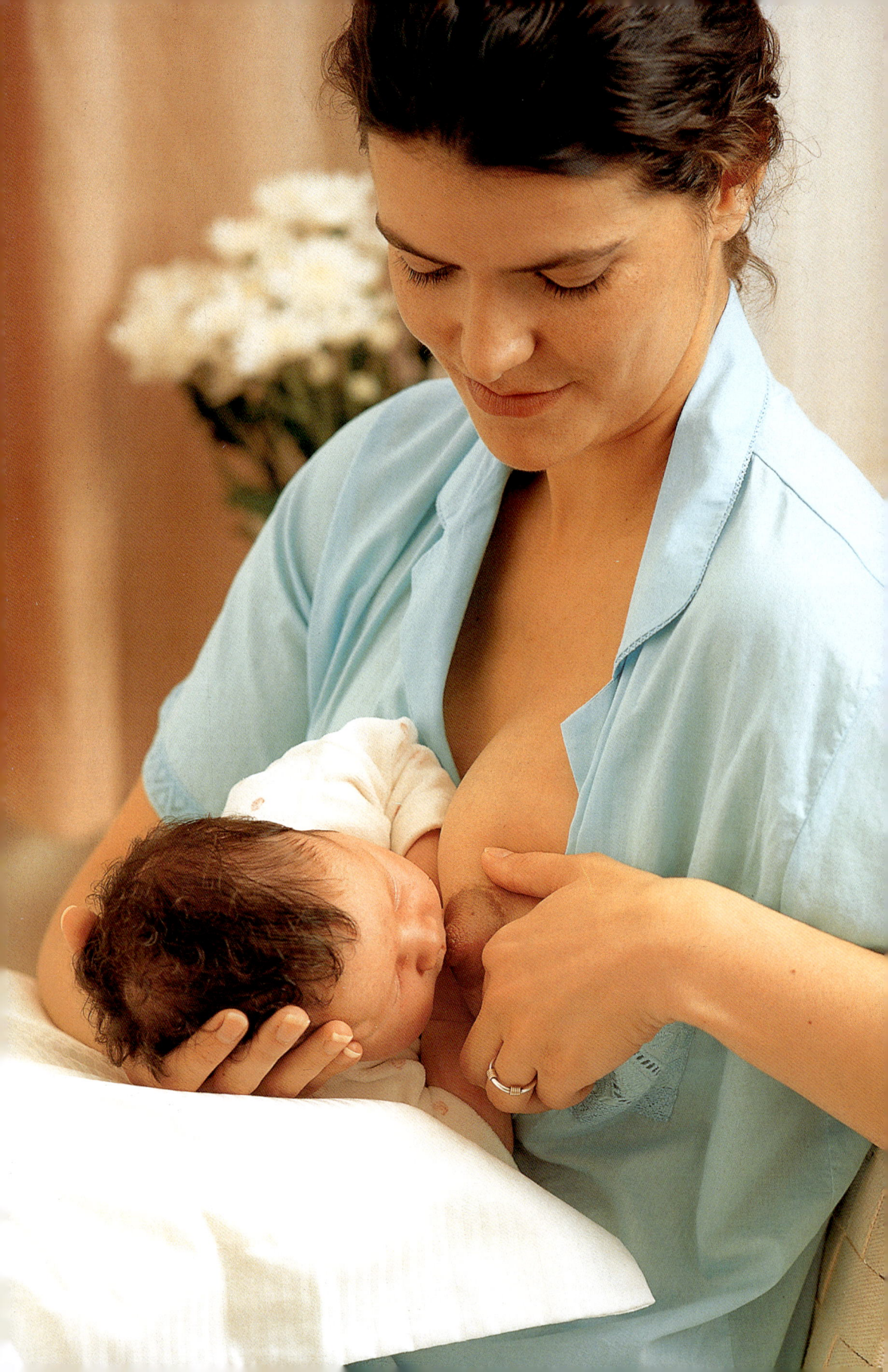

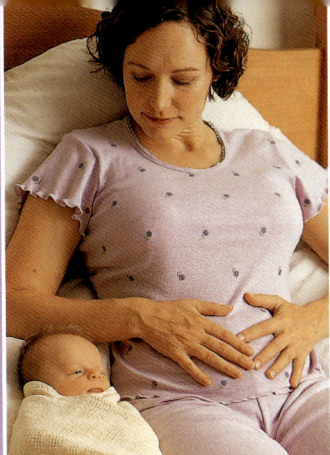

1

剖宫产手术

　　不论你的剖宫产手术是提前计划的，还是由于紧急状况临时决定的，你都要了解为什么要实施此项手术，知道你和你的宝宝将会面临什么，这将使你在手术过程中放松一些。尽管你会在术后的几天里感到很不舒服，但是你还得下床，开始进行生理功能的恢复锻炼。找到一个舒服的喂养姿势，有助于让你的喂养体验更加愉悦，加强你和宝宝间的亲密联系。

选择性剖宫产

在你生孩子之前，医生可能为你准备了一个选择性（或称计划性）剖宫产手术。为什么医生建议你实施剖宫产手术，其原因有很多，首先你要知道实施这个手术的必要性，和医生商讨有关细节，以便你做好充分的准备，迎接宝宝的降生。

做选择性剖宫产的原因

做选择性剖宫产，最常见的原因是妈妈以前做过剖宫产手术。许多医生认为剖宫产后阴道分娩（VBAC）对妈妈来说风险较大，特别是在当地较小的医院进行分娩。以前做过剖宫产的妈妈常常会担心，如果她们这次尝试通过阴道分娩，那么上一次不得已选择剖宫产的原因会再次出现。

如果你怀了不止一个宝宝，或者你的宝宝体形太大而不容易通过你的骨盆，或者宝宝在你子宫里的位置不对，医生都可能建议你做选择性剖宫产。有时，婴儿或妈妈的身体有异常或受伤，采用自然分娩只能加重病情。如果母亲患有阴道疱疹，自然分娩还可能对婴儿造成感染。

如果妈妈或宝宝患有较严重的疾病，如心脏病，为了避免分娩造成的压力，医生也通常建议做剖宫产手术。做选择性剖宫产手术还有其他原因，要是妈妈患有糖尿病或子痫（译者注：妊娠子痫是指孕妇围产期，发作眩晕头痛、两目上视、手足抽搐、全身僵直、少顷即醒、醒后复发，甚至昏迷不醒的疾病，被称为"妊娠子痫"），较高的血压可能引起抽搐，在极少数情况下甚至发生昏迷。子痫会威胁妈妈的生命，以及宝宝以后的生活。

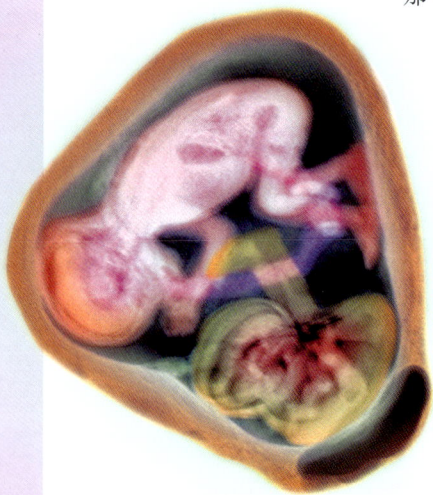

双胞胎

如果你的双胞胎宝宝的胎位不正，则不能顺产，这时就有必要选择剖宫产手术

制订分娩计划

你需要考虑的相关事宜:

○ 我想在做手术的时候,让我的爱人陪在身边。

○ 我想在意识清醒的状态下进行手术。

○ 我想亲眼看见宝宝诞生。

○ 我想在宝宝刚被取出后,就摸摸他。

○ 我们想给宝宝出生的整个手术过程录像或拍照片。

○ 我想在宝宝出生后立即就能抱抱他。

○ 我想等上一会儿直到脐带停止搏动时,再夹住并剪断脐带。

○ 我想让我的爱人剪断脐带。

○ 我想在恢复室里用母乳喂养宝宝。

提前做好准备

提前做好准备,可以使剖宫产手术更让人满意。参加为准妈妈讲授的课程,参观你准备分娩的医院——特别是产房区域,能让你提前熟悉生孩子的环境。制订一项生育计划,然后和你的医生和助产士讨论一下,他们将为你提出专业的建议——什么是必需的,什么是不需要的。

对分娩心中有数

问问医生,可不可以等到你出现产前阵痛时再开始手术。许多专家相信,哪怕是短暂的产前阵痛,由此产生的宫缩将对宝宝有益——宝宝肺里的液体被挤压出去,进而刺激宝宝呼吸,确保了分娩时机的成熟。如果在手术过程中你一直清醒着,不要有所顾虑,有问题就问,你会清楚地知道分娩进行到了哪个步骤,做到心中有数。

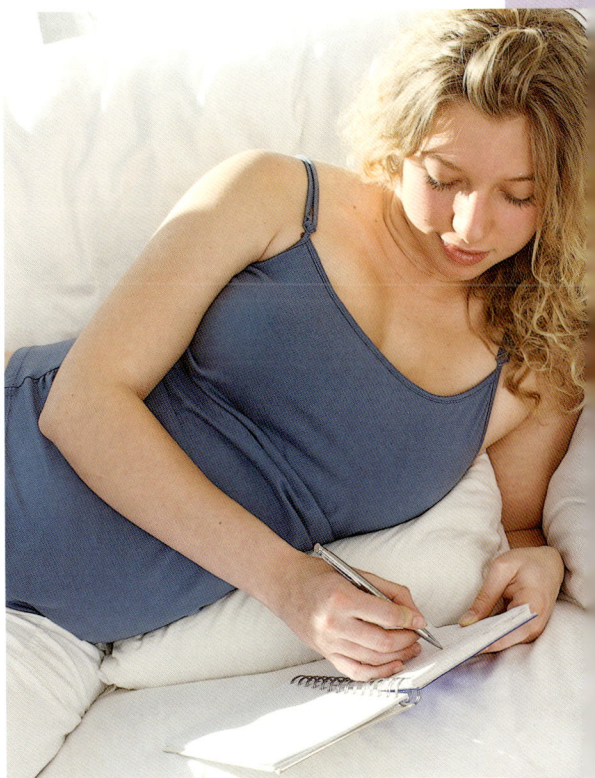

计划外或紧急剖宫产

在分娩过程中，有时需要由自然分娩转为剖宫产，医生也常常做好了应对突发事件的准备。当孕妇出现严重的并发症时，需要做紧急剖宫产手术（一般非常突然）。尽管情况紧急，医生也应该简明地告诉你和你的爱人为什么有必要做剖宫产手术。

实施计划外剖宫产的原因

一旦开始分娩，如果进行得不顺利或进展过于缓慢，就需要改做剖宫产，因为当子宫颈停止扩张或扩张的速度太慢，或宝宝还没有下降到盆骨——或许因为妈妈的盆骨太小或宝宝太大，或是宝宝的头部没有在一个正确的位置上。在这些情况下，自然分娩都会使妈妈和宝宝筋疲力尽而不能继续。

另外，如果通过宝宝的心跳监测发现他在宫缩过程中没有出现正常的反应（发生了胎儿宫内窒息），或在分娩时母亲出现妊娠高血压、妊娠子痫。再有就是宝宝早产的时间过早或在阴道分娩过程中有出现创伤的危险，也需要选择剖宫产手术。

实施紧急剖宫产的原因

如果出现胎盘早剥或分娩造成子宫破裂，将会有大出血的危险。这时就有必要做紧急剖宫产，接着会进行子宫修复。如果产妇正处在疾病的治疗期——有子痫前期、严重的产妇心脏疾病，同时婴儿的心率太慢，也需要做紧急剖宫产。其他原因包括：大出血、婴儿的脐带或其他重要部位在子宫颈出现脱出或受压现象。

如果剖宫产是在紧急情况下实施的，你的爱人将不能在手术现场，你可能需要做全身麻醉，留下的伤口和瘢痕也会大一些，而且手术过程可能更为迅速。

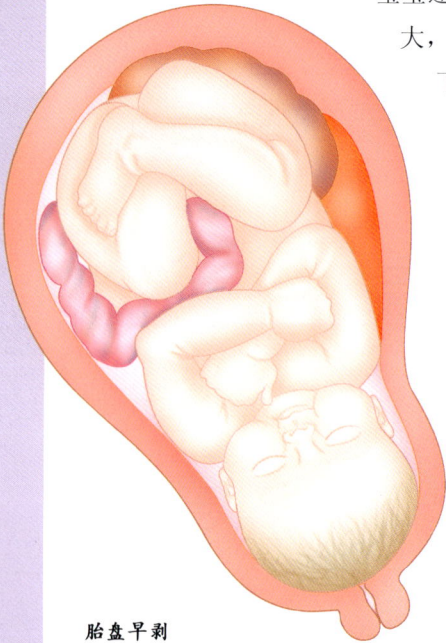

胎盘早剥
胎盘提前从子宫上剥离可能引起血肿，此时就需要接受紧急治疗

成功的手术

如果你有做计划外或紧急剖宫产的可能性，首先要做好准备工作，对手术保持积极的心态，全力配合手术医疗团队。告诉你的爱人，你有做剖宫产的可能性，如果到时候有必要做剖宫产的话，你们都知道将会发生什么。你还可以和有过剖宫产经历的女性聊一聊，或许会对你有所帮助。

宝宝出生后，在你离开医院之前，让医生或助产士告诉你做剖宫产的原因。如果将来你决定再要一个孩子，你就会知道是否需要再次做剖宫产。

剖宫产的弊与利

尽管现今，全世界都在实施剖宫产手术，但是，手术过程应当遵循的程序不应该被忽视。只要涉及大型外科手术，都会有大出血、损害其他器官等危险，同时还存在手术过程中感染的危险。如果你做过两次以上的剖宫产，就会很容易造成胎盘增生（胎盘在子宫内发生异常增生），留下更多疤痕，也有失血过多的危险。

在做决定前，你和医生必须衡量手术的危险性。当然，由剖宫产引起的大多数并发症是可以治疗的。当自然分娩出现严重问题时，及时进行剖宫产手术能大大降低母婴发生事故的危险性。

潜在的危险

剖宫产分娩的有些问题会对妈妈和宝宝的身体健康构成危险。

对于妈妈：

* 感染。
* 失血过多。
* 形成血栓或栓塞（如羊水栓塞）。
* 外科手术并发症（例如，宫腔粘连）。
* 分娩后恢复时间较长。
* 再次剖宫产，留下更多的疤痕，有可能损伤膀胱和肠道。

对于宝宝：

* 呼吸困难。
* 由于麻醉药致使"阿普加"评分较低（译者注：新生儿"阿普加"评分是判断新生儿出生后有无窒息以及窒息程度的方法。评分越低，表明窒息程度越重）。

剖宫产历经的过程

不论你是做选择性剖宫产还是紧急剖宫产，手术历经的程序基本一致。医生应该向你解释手术是怎样运作的，并回答任何你想预先知道的问题。

手术前

首先，你应该在手术前至少8个小时内不吃、不喝任何东西（这样做是为了防止并发症）。在做手术前至少两个小时，你将会被带进病房。你的健康以及怀孕史都会被记录，然后采集你的血样，并且还会让你提供一份尿样。接下来依次测量你的血压、脉搏和体温，医生或助产士还会听一下胎心。医生会给你的静脉输液，保持营养供给。在手术前，麻醉师会商定好缓解疼痛的方式——全身麻醉或局部麻醉——详细介绍见20页。

生孩子的感觉

当子宫里的宝宝开始被向外抬起时，你会有被拉拽的感觉

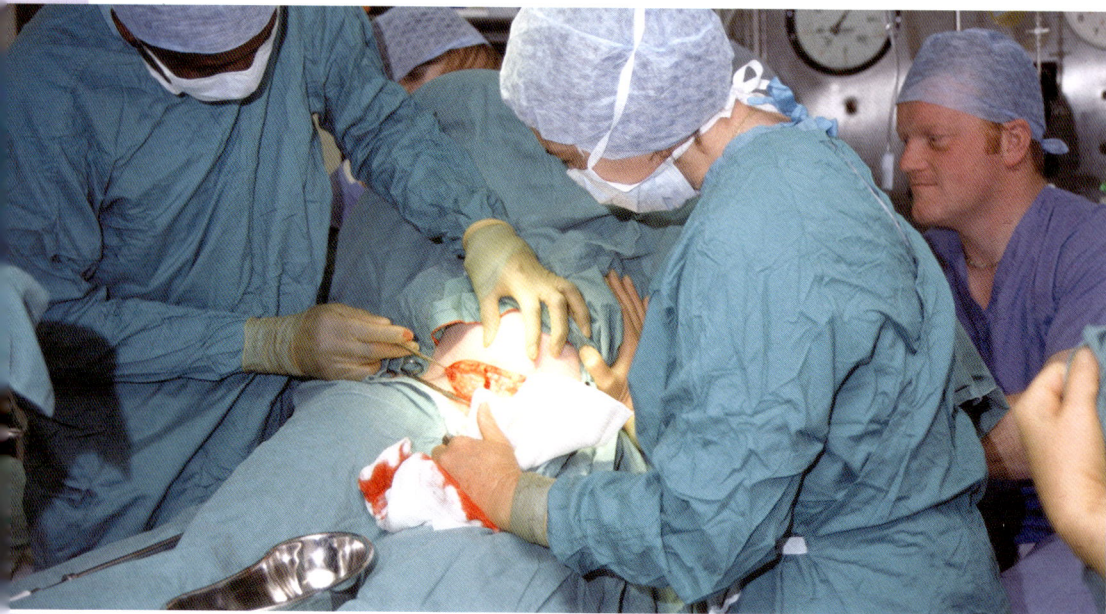

16

手术中

一旦麻醉开始起作用，医生将会插入导尿管来帮助你排尿，同时，用杀菌消毒剂消毒你的腹部皮肤。下腹部的一小块切开区域会被剃干净，接着你的身体下部会盖上消毒单。然后，外科医生会在你的腹部切开一道口（医生应该在术前和你商量过切口的类型，详见18页）。最常见的是"比基尼式切口"，在与耻毛齐平的位置，做一个横向的切口。切开皮肤后，逐层切开皮肤下的组织，直到切开子宫下部（医生一般会用手分离你腹部的肌肉组织，而不是切开，让肌肉向两边分开，以便暴露肌肉下面的组织）。接下来，医生会打开羊膜囊，你会听见液体一涌而出的声音。然后，随着医生将手伸进去，把宝宝抱出来，你会感觉到一阵动作和压力。随后，胎盘会被摘除，脐带会被夹住并切断。宝宝出生后，如果呼吸正常，医生会把他抱到你和爱人的面前，让你们抱抱，享受一下此刻一家人的美好时光。与此同时，医生也在为你缝合切口。首先是子宫切口被缝好，这些缝线会被分解并吸收在身体里；接着是腹壁肌肉层的缝合；最后是皮肤层的缝合、包扎并固定好。整个手术大约用时1小时左右。

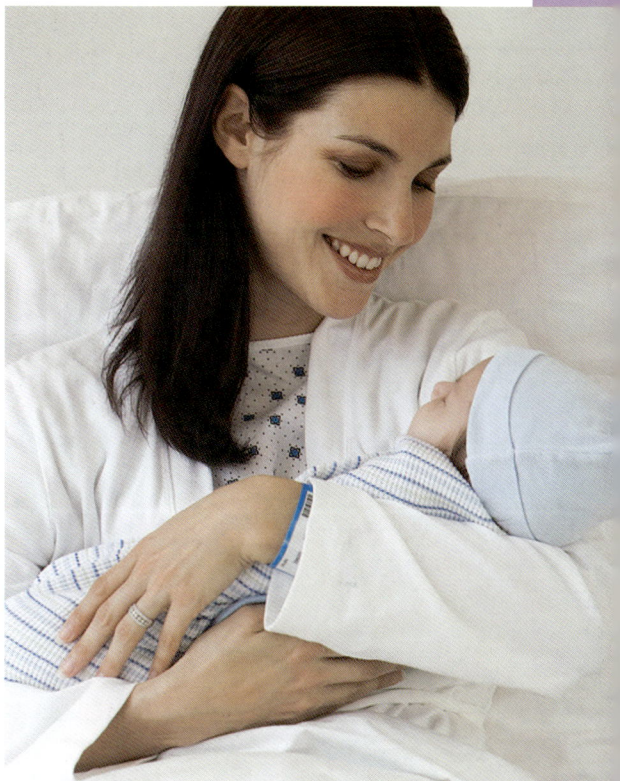

母子相见
当你从麻醉中醒来，你的新生宝宝会被送到你的怀中，彼此熟悉

分娩后

当你的切口被缝合好之后，你和你的宝宝将会被送入产后监护室休息，在这里你将得到全方位的监护。此时，你也会受到鼓励用母乳喂养宝宝。通常，在你回普通病房之前，你将在产后监护室里待1～4个小时。医护人员将会在未来12～24小时内密切关注你的情况，帮你缓解疼痛，这是加速切口愈合的重要时期，他们会认真地看护你，及时给予药物辅助治疗。

切口

在剖宫产手术中，会切开两道切口——第1刀是切开皮肤和皮下组织，第2刀就是盆腔内的子宫壁，到达羊膜囊，取出宝宝。你可以看见最外面切口的位置，但是里面子宫壁的切口不一定就在此位置的正下方。

皮肤的比基尼式切口

一般情况下，横切口被人们称为比基尼式切口，即在与耻毛齐平的位置做一个小切口。切口的大小仅仅够取出宝宝，留下的疤痕也不会很大，在康复之后就几乎不会被注意到了。

传统切口

有一种特殊情况：在紧急状态中，当外科医生需要更大的切口来实施手术或必须快速取出宝宝时，不得不采用纵切的方法，也被称为传统式切口。这种切口从肚脐下方延伸至耻骨联合上方，开口大、节省时间、容易取出宝宝。由此，可避免分娩给母子带来的严重并发症。如果宝宝的胎位不正，或有多个宝宝，或子宫颈口张开的宽度不够，这时采用横切口，就有可能发生分娩创伤。传统式切口的主要缺点是在手术中，容易失血过多，并且在以后的分娩过程中，子宫破裂的风险相对高些。做了这种切口，意味着产妇在以后的生育中更需要依靠剖宫产。其造成的疤痕也十分影响美观。然而，在紧急情况下，这是取出宝宝的最快方法。

依然美丽的身体
做剖宫产手术一般不会影响你穿漂亮的比基尼装

子宫上的切口

最常见的切口就是低位横切口，从子宫下端的一边切至另一边。切口疤痕成为子宫的一部分，它只会延展而不会收缩，所以子宫更容易在愈合的时候，形成很厚的疤痕，为下次尝试顺产提供可能性。不过这种切口也有缺点，就是手术用时比较长，不适合在紧急情况下使用。

当采用传统皮肤纵切口时，在子宫壁上就有同样的纵切口。

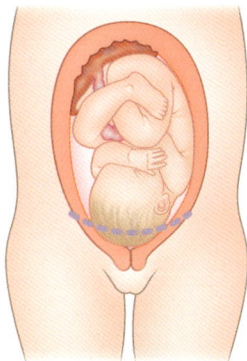

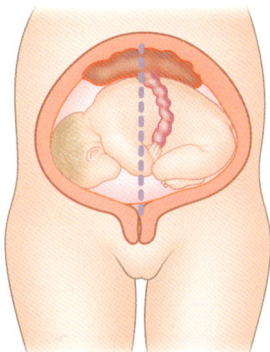

子宫切口
低位横切口（上图）是剖宫产手术中最常见的切口形式。纵切口（下图）只有在紧急情况下才会使用

麻醉

在做剖宫产手术时，你将有机会选择一种缓解疼痛的麻醉方式。局部麻醉只是麻醉下半身，而全身麻醉会使人失去意识和知觉。局部麻醉是常用的方法，而全身麻醉能很快起效，在有必要做紧急剖宫产的情况下，医生会使用全身麻醉。

局部麻醉

在做选择性剖宫产手术时，医生会选择硬脊膜外腔阻滞麻醉或是脊椎麻醉（腰麻）。不论选择哪一种麻醉方式，都只会让你的下半身麻木无知觉，但你一直是清醒着的，知道手术过程中发生的一切。这也意味着你能在无痛的情况下，感觉到宝宝出生的那一刻，并且你的爱人也可以陪在你身边，支持、鼓励你。

全身麻醉

只有当局部麻醉的条件不够或医生认为不安全的情况下，医生才会采用全身麻醉的方式。在使用静脉滴注麻醉之前，你会先戴上氧气面罩，吸氧3～4分钟。随后，在20～30秒的时间里你将失去知觉。在你失去意识的同时，输送氧气的气管插管将会伸入气管中，这样既帮助你呼吸也能防止呕吐导致窒息。当使用全身麻醉后，麻醉医生会一直在你身边监护。在这种情况下，你的爱人是不被允许进来陪你度过整个生育过程的。

硬脊膜外腔阻滞麻醉是怎样进行的

医生把麻药直接注射入脊柱的硬脊膜外腔，硬脊膜就是包裹脊髓的外膜组织。和牙医使用麻药的情况一样，当注射开始时，你会感到好像有一股冰凉的液体进入你的腹部、臀部以及双腿，接着变得麻木。然后，医生通过一个细塑料套管针注射一剂麻药或持续滴注麻药，这会使你在手术中一直保持麻醉的状态。做手术前的硬脊膜外腔阻滞麻醉用时大约半小时，会使你在整个手术过程中感受不到任何疼痛。

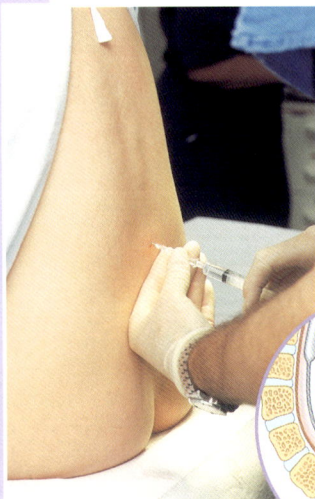

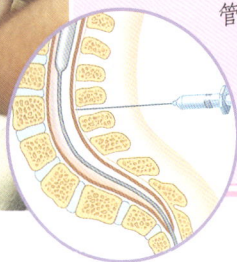

术后

你会被送入产后监护室，在里面观察1～4个小时，待在里面的时间与你的麻醉方式有关。如果你用的是硬脊膜外腔阻滞麻醉或脊椎麻醉，那么你需要一直待在监护室中直到下肢恢复知觉，并且能弯曲双腿。要是你做的是全麻，你需要等到意识恢复，并且整个身体恢复知觉，才能离开产后监护室。

潜在的并发症

使用硬脊膜外腔阻滞麻醉或脊椎麻醉的产妇，最常见的产后并发症是血压短暂性的下降。有些使用局部麻醉进行剖宫产手术的妈妈会产生剧烈的头疼，有的则抱怨背部疼痛。

全身麻醉会让你感到全身无力，你的嗓子可能会发干或是疼痛，而且可能会伴有恶心甚至呕吐。如果麻药里包含了吗啡，你还可能会感到全身发痒。这些副作用将在分娩后的24～48小时内完全消失。

如果实施硬脊膜外腔阻滞麻醉
当医生在缝合并固定你的切口时，你的爱人可能被给予抱宝宝的机会

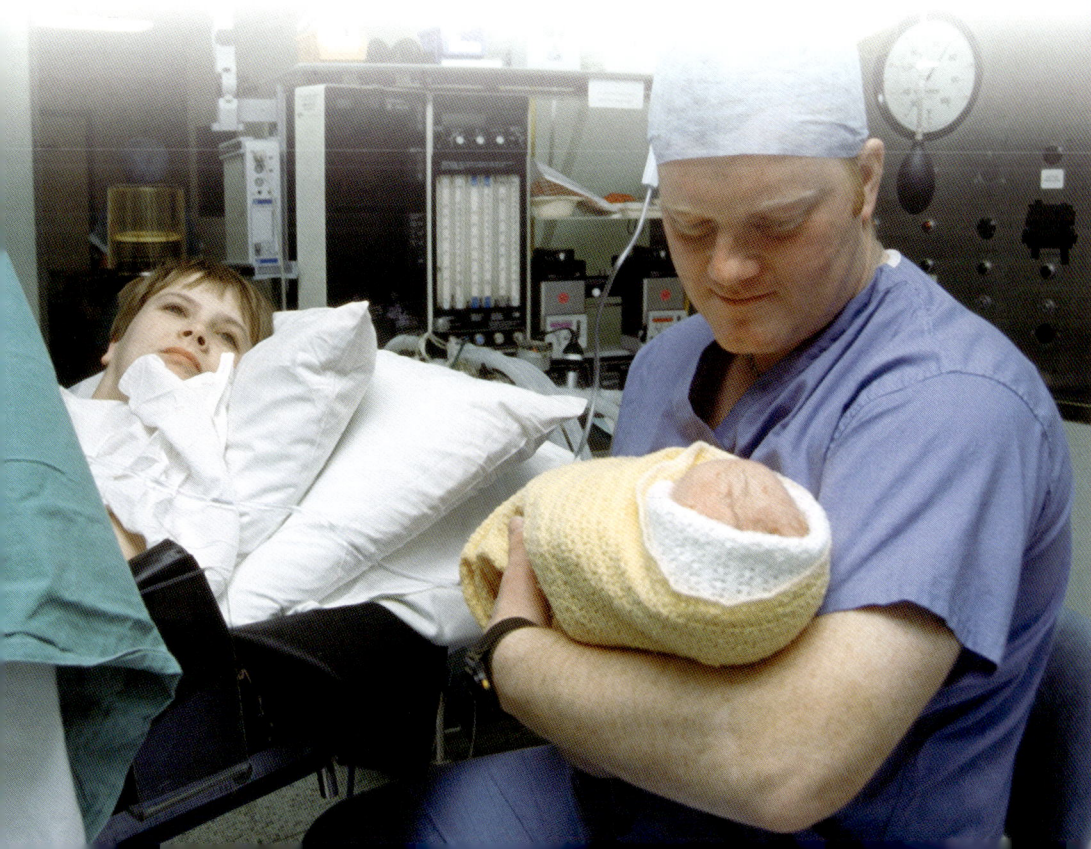

分娩后的第 1 个24小时

伴随着腹部切口的隐隐作痛，以及使用麻药后的种种副作用，此时此刻你将会与顺产的母亲一样，开始体验产后的众多不适感，例如子宫收缩或恶露。医生将会帮助你缓解疼痛感，并且建议你怎样正确处理可能遇到的其他问题。

缓解疼痛

在麻药失去效力之后，你可能会感到手术带来的疼痛，所以对于你来说，首要的问题就是找到适合自己缓解疼痛的方法。如果你采用的是硬脊膜外腔阻滞麻醉或脊椎麻醉，有时可以通过硬膜外留置的导管注入镇痛药，帮助你度过难熬的第 1 个24小时。此外，产后第 1 天伤口还没闭合完全时，静脉注射药物时会配上一个特殊的泵，你可以自己控制注入体内的镇痛药用量，即把镇痛药预置于镇痛泵内，由病人根据疼痛程度自己控制用药量。这种给药技术称为病人自控镇痛（PCA）。医生也可能给你使用肌肉注射或口服药物。随着你身体疼痛感的减小，你将更容易坐起来，接下来就可以自如地活动身体了。

给予帮助
护士或是助产士将会帮助你把宝宝抱到适合你的位置

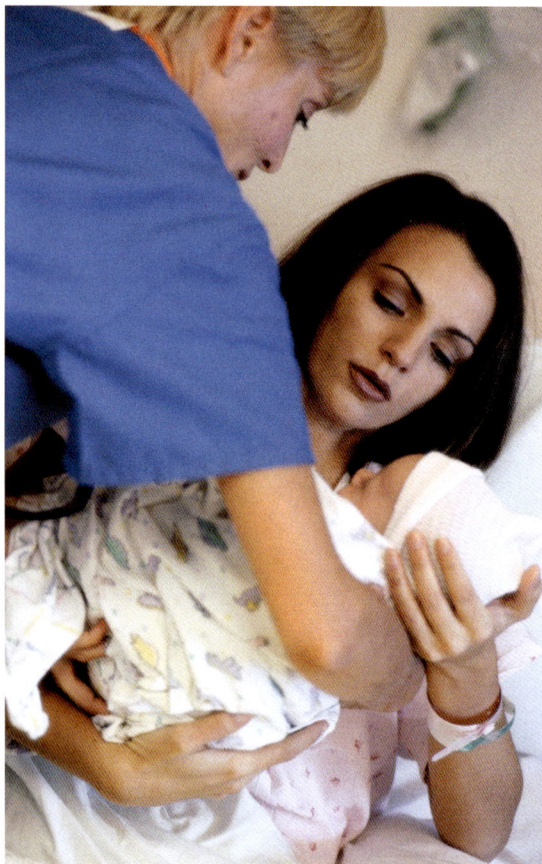

产后喂养

如果你打算用母乳哺喂宝宝，应该在产后监护室中你感觉可以的时候就开始，或者在术后1～2小时开始。医生应仔细检查给予你的镇痛药，确保不会对母乳喂养造成负面影响。虽然，你的第 1 个24小时内，只能喝几口水，但静脉注射液会一直给你提供营养。

活动身体

　　尽管在做完手术的初期，你可能还不想下床，但是尽快地活动一下身体是给产后妈妈最好的建议。做外科手术和麻醉会引起体液的潴留，从而导致肺炎，所以尽早活动身体是非常重要的。运动可以促进肺功能——呼吸越深，肺部血液循环就越快，能降低血栓形成的危险，并且促进消化，帮助肠胃重新开始运转。

　　在产后6~8小时内，你的家人和护士会在你身边帮助你坐起来，或帮助你坐到床边，甚至是搀着你走一小段距离（详见40~41页）。

　　要知道你需要每隔几小时换一个舒服的姿势来喂养宝宝，所以，尽早地活动身体，能让喂养宝宝变得轻松一些。

　　只要你可以坐起来，不论是你的双手，还是软枕头或是叠好的被子，都可以用来支撑你的腹部。许多产妇每隔2小时都会被家人或医生鼓励走一小段距离。手术带来的疼痛会使你的呼吸变得较浅，所以在你走路时，深呼吸也是受到鼓励的。当你平躺在病床上时，深呼吸也是个很好的康复动作（详见39页）。

走动
虽然你还不想下床，但是走路确实能帮助你快速康复

其他事项

　　在做剖宫产手术前，医生一般会提前给你插入膀胱导尿管。术后，只要你能够自己去洗手间排尿，就可以把导尿管取出来。而术前的静脉输液管会在你的肠道功能恢复正常前，一直给你提供能量。当你重新感觉到肠胃发出咕噜声、胃部胀气或排气时，就说明你的肠道已经恢复正常工作了。恢复饮食后，减轻胃肠胀气的做法是：避免喝碳酸饮料或过热、过冷的饮品；适当吃一些温和易消化的食物，注意要细嚼慢咽（详见32页）。

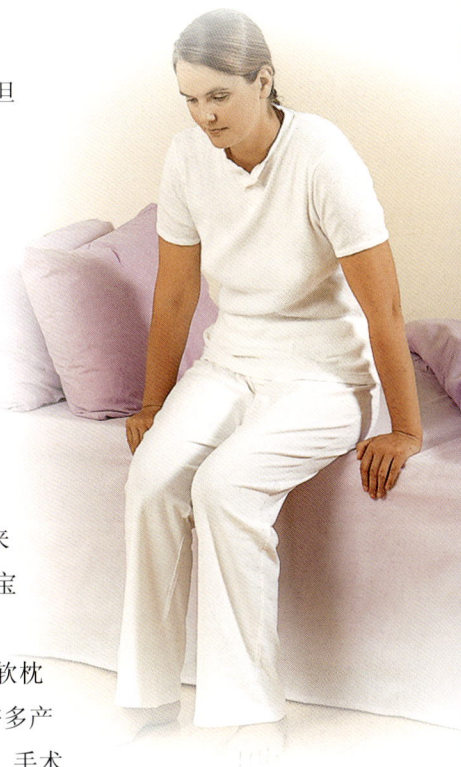

母乳喂养

做完剖宫产手术的妈妈也能够成功哺乳自己的宝宝，并且可以和顺产的妈妈一样给予宝宝关怀。有关研究表明，成功用母乳喂养宝宝的关键在于妈妈自己的责任心和愿望，而不是取决于妈妈分娩宝宝的方式。如果你决心用母乳喂养宝宝，一次剖宫产手术根本不能改变你的授乳方式。

初次喂养
医生会在你分娩后鼓励你尽早地将宝宝抱到胸前，然后用母乳喂养他

调动积极的心态

在做完剖宫产手术后，喂养宝宝算是你遇到的第 1 个挑战，但是，这不能阻挠你坚持母乳喂养宝宝的决心，也不会减少你在照顾宝宝时所收获的幸福。有时候，医院不得不在你刚做完剖宫产后，暂时让宝宝和你分开，一是可能由于宝宝需要得到特殊的护理，二是可能由于手术后妈妈出现了并发症。要是没出现任何并发症状，只要你愿意，你可以让医生把宝宝留在你身边，这样的话你就可以尽早地在分娩后喂养宝宝。

母乳喂养的益处

不管你是剖宫产还是顺产，母乳喂养将会给宝宝带来意想不到的益处。在最初的几天，你的乳房会分泌初乳，它是宝宝的最佳美食，同时也让宝宝获得了免疫力。母乳喂养同样也对妈妈有好处，因为宝宝的吮吸动作会刺激你的体内分泌促进子宫收缩的激素，有助于子宫收缩复原。在产后数小时之内，宝宝吮吸乳汁的渴望非常强烈，但母乳喂养不会使你有任何疼痛感，因为麻药还在起作用。这样做会在手术带来的任何不适感出现之前，加强妈妈和宝宝之间的亲密联系，增强妈妈克服困难的信心。

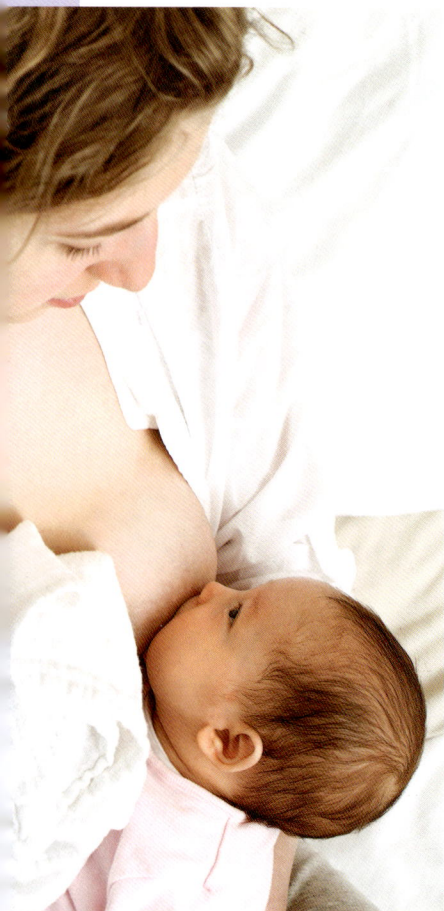

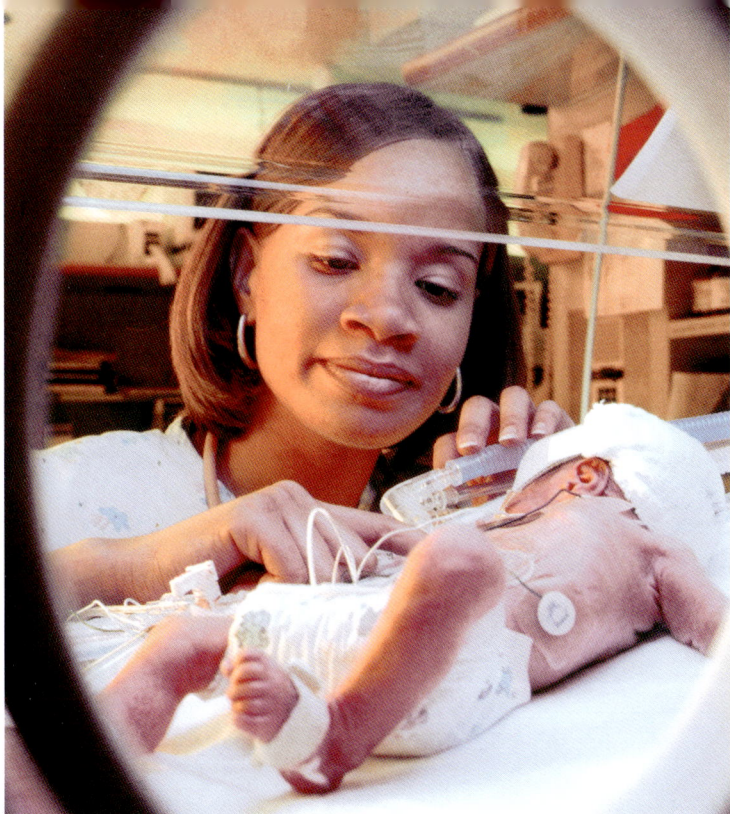

特殊护理
如果在做剖宫产手术中出现并发症，你的宝宝就需要被送入保育箱观察一段时间。但是与此同时，医生会鼓励你挤奶，以刺激母乳分泌，这样，宝宝在以后就能够喝到足够的母乳

应对母乳喂养的困难

通过剖宫产出生的宝宝刚开始可能没有足够的活力。这主要是因为用在妈妈身上的镇痛药在起作用，但是也有可能是因为宝宝没有经过像产道挤压这样的刺激。如果你的宝宝表现出昏睡的样子，他就需要额外的刺激，促使他保持清醒。保持清醒对于你来说也是一样需要的。如果你是在全麻下做的剖宫产手术，产后你可能真的会感到全身乏力、无精打采，这时候医生就会鼓励你打起精神，尝试母乳喂养宝宝一次，甚至在局部麻醉后，你也会有昏昏欲睡的感觉，但是最好能够在术后1～2小时内尽早喂养宝宝，这真的很重要。如果你没能及时喂养宝宝，宝宝就会很快地进入"昏睡期"——许多新生儿在出生后几小时就会出现嗜睡状态。在宝宝变得嗜睡前，妈妈务必尽快喂养宝宝，抓住给他补充营养的最好时机。

早期的哺乳姿势

就算麻醉剂的药效还没有彻底消失，妈妈们也可以开始喂养自己的孩子——事实上，在你感到疲惫或疼痛前，这样做有诸多好处。如果你做的是局部麻醉，那么你可以在进入术后监护室之后，就开始喂养你的宝宝。然而，对于做全麻的产妇，在你能够抱着宝宝哺喂他之前，你需要更多的恢复时间。剖宫产后喂养宝宝成功的关键在于找到一个舒适的喂养姿势，如果刚开始觉得有些笨拙，可以花点儿时间去适应，不要惊慌。

橄榄球式

这种喂养姿势需要你坐起来，可以坐在床上，如果能够下床的话，也可以坐在舒适的椅子上。你需要用软枕头一类的物品放在腹部，保护你的伤口，同时这样做也能更好地支撑住宝宝，让他更容易贴近你的胸前。

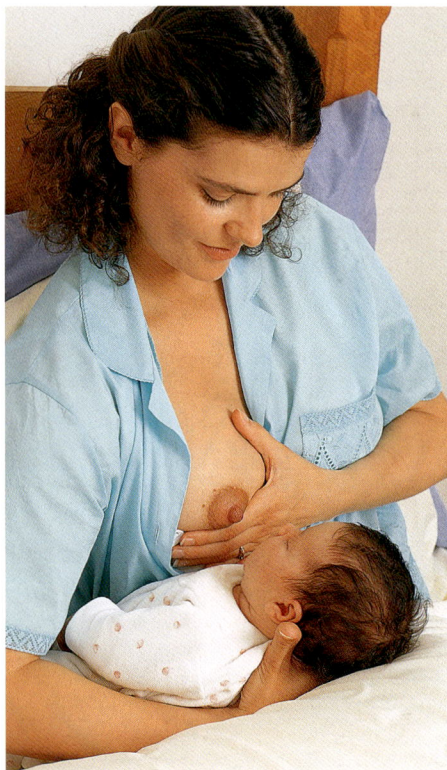

1 首先，你需要坐直上身，放几个枕头在你身旁，需要的时候，用来把宝宝垫起，让他能够着你的乳头。用手抱住他，让宝宝面向你，他的身体躺在你前臂的内侧，枕头支撑着宝宝的臀部，而你的手支撑着他的脖颈和头部。注意宝宝的耳朵、肩膀以及臀部应该处于同一条线上。把宝宝抱到胸前，用你的另一只手扶好乳头，然后放入宝宝嘴里。

2 只要宝宝的含乳姿势正确，并且吮吸得很好，你就可以在你支撑宝宝的手腕下面放一个枕头，起到固定作用，确保宝宝可以一直贴着妈妈的胸部。

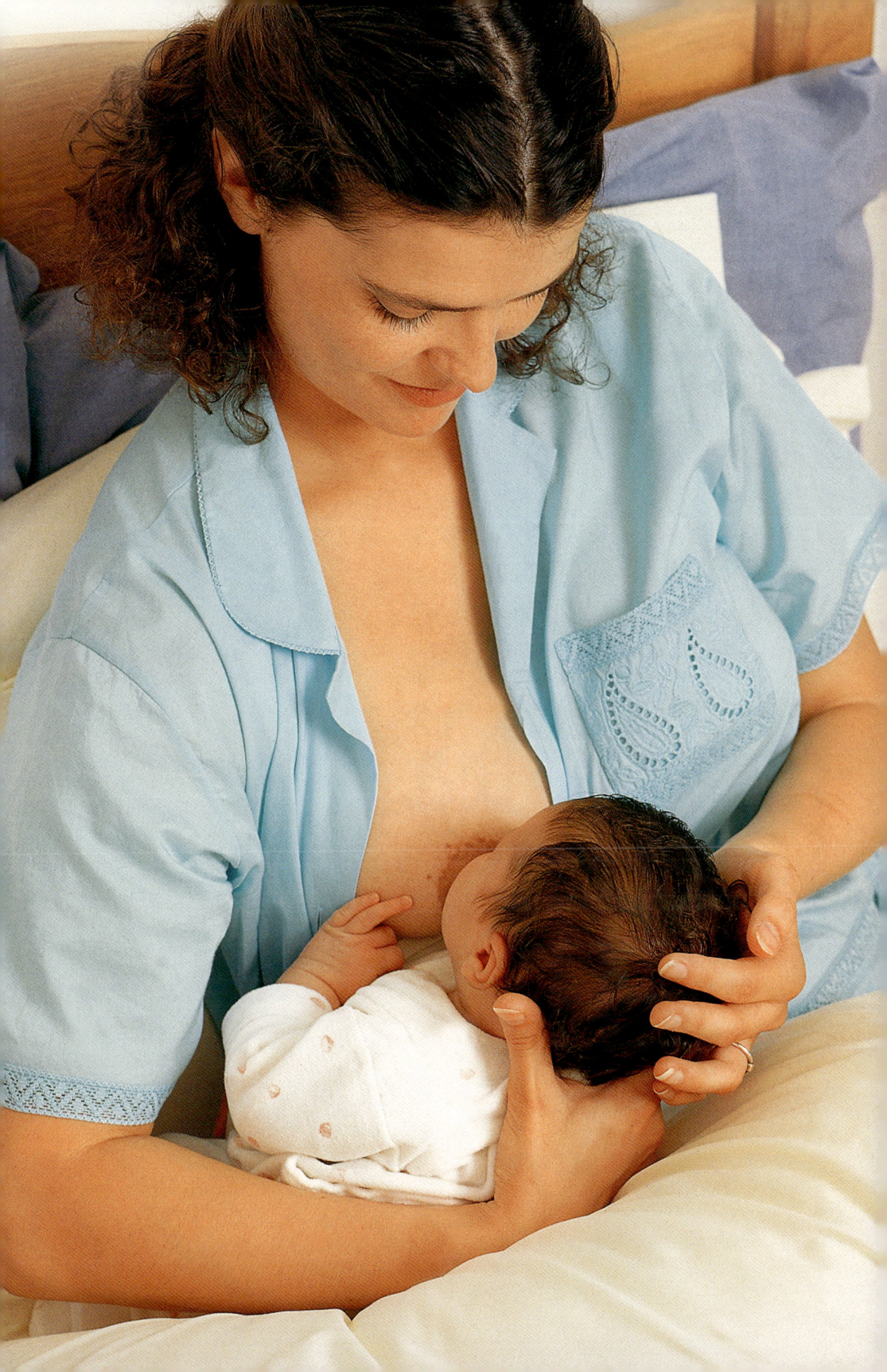

交叉摇篮式

这种喂养姿势和前面所讲的橄榄球式的姿势一样（见26页），需要你坐起，坐在床上或椅子上都可以，抱住宝宝用的也是同一只手，但是，这次你将会换用另一边的乳房来喂他。

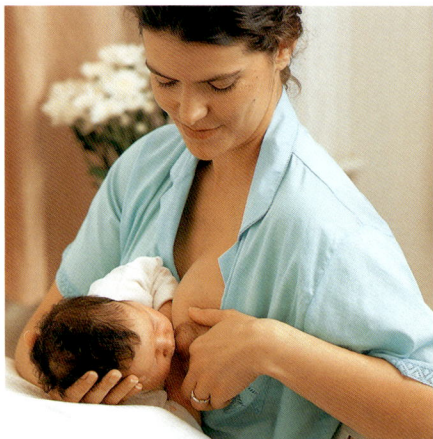

1 首先，放一个或几个枕头在你的大腿上，让宝宝可以够到乳头。用一只手臂摇篮式地夹住宝宝，同时用手托住他的后脖颈，而不是用胳膊肘支撑起宝宝的身体。让宝宝侧躺着，这样他就可以面对着你，鼻子正对着乳头。用你的另一只手托住你的乳房，然后让宝宝贴近乳房。

2 如果宝宝自己能够有效地吮吸到乳汁，你可以放开托住乳房的那只手，用来支撑宝宝的头部。

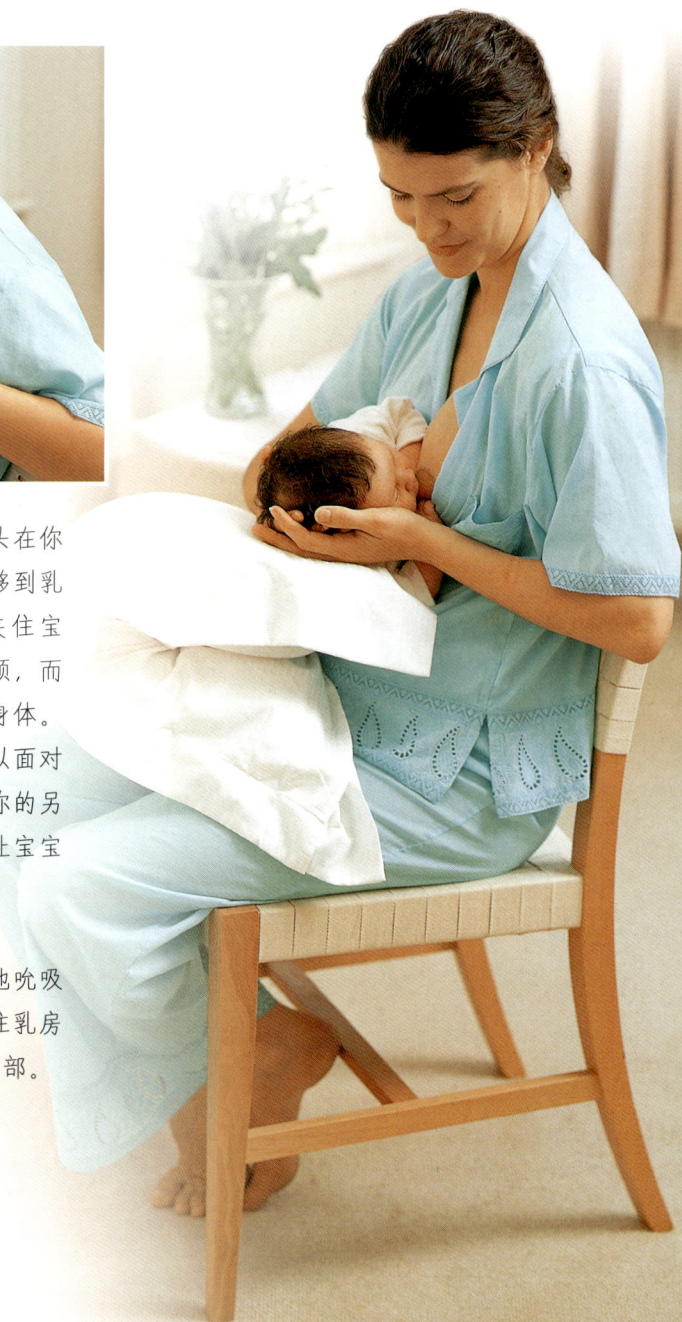

躺喂的姿势

在喂养宝宝的时候，你会发现让宝宝侧躺在你旁边的姿势更加舒适。但是，有些妈妈并不这样认为，她们会因为伤口受到拉伸而觉得不舒服——所以，这种姿势只能在你不感到伤口疼痛时才能采用。

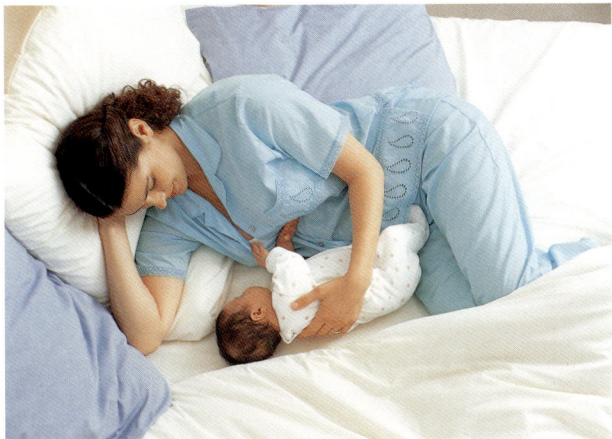

1 首先，侧躺下来，让别人在你的后背放几个枕头，用来支撑你的身体。此外，将一个枕头夹在两个膝盖之间，也是一个不错的办法。

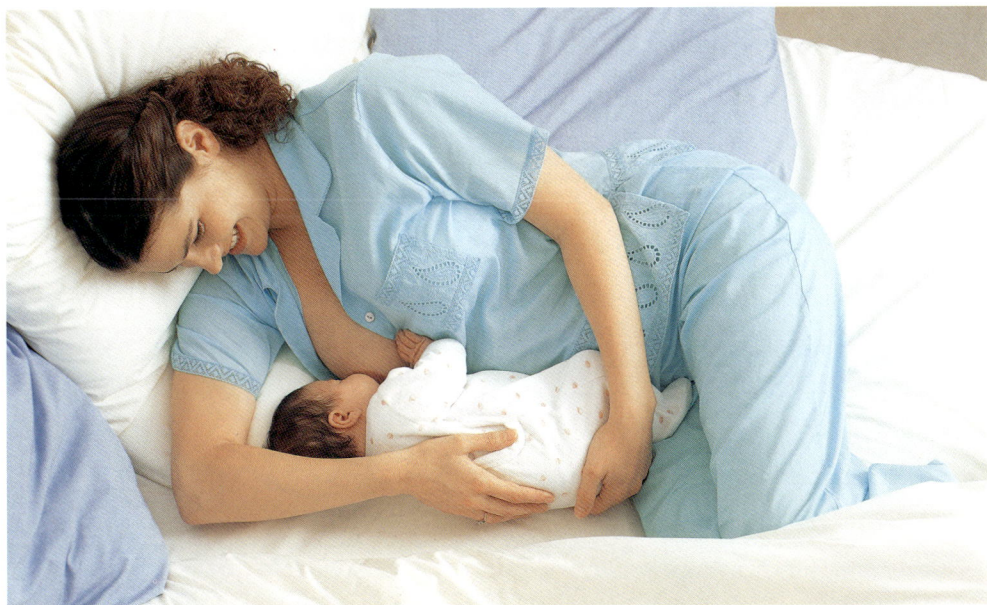

2 让宝宝和你面对面地侧躺在一起，用胳膊摇篮式地圈住宝宝，让他的嘴对准你的乳头。当你看他有吮吸的趋势时，轻轻地把他拉近你的乳房。

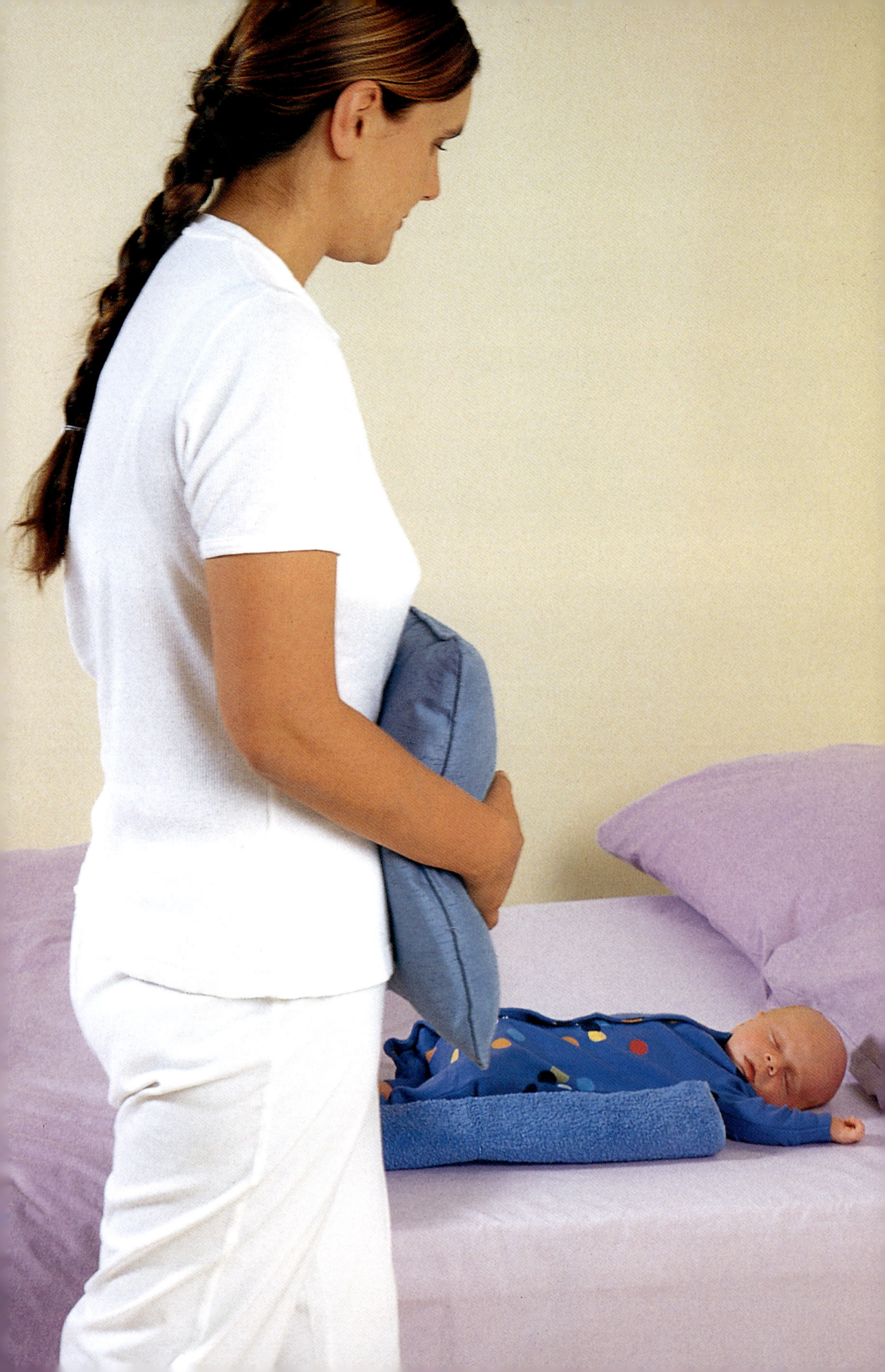

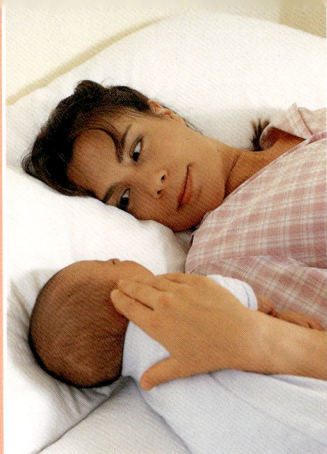

2

术后第 1 周

　　做完剖宫产手术后的第 1 周，可谓是最艰辛的一周。这一周里，在照顾和回应新生儿需求的同时，妈妈将会经受疼痛和不适的双重考验。身体分泌激素的改变也会扰乱你的心情，疲于应付的你甚至会有想哭的无奈。此时，开始做恢复性锻炼，对你来说就显得尤为重要，运动可以增强身体的活力，让你回到家后感觉更轻松。在你离开医院之前，你需要确定家里已经准备好了你和宝宝需要的所有物品，以及会得到家人各方面的支持。

术后的头几天

剖宫产后，你或许感觉连最简单的事情都做不了。移动身体对你来说都是一件非常困难的事，哪怕是坐起来都需要别人的帮助。你甚至不能抱抱自己的孩子，这一切都使你痛苦不已。如果你需要帮助，不要有所顾忌，直接说出来。虽然伤口处还会有些疼痛，但是在照顾宝宝的时候，你应该不会被疼痛所影响。如果你能设法让自己舒服一些，那么你将更加放松，你的宝宝也会因此而受益。如此一来，喂养宝宝就变成愉悦的过程，成为你和宝宝之间的亲密时刻。

照顾自己

请不要害怕尝试新的喂养姿势，也不要怀疑枕头靠垫的支撑作用。尝试每天多活动一会儿，你的身体机能越好，伤口的愈合速度就会越快——所以即使这样做不舒服，也请你务必坚持做下去。只要可以做到，你就应该尽量多坐起来，多下床活动。这看似不是做完手术应该做的事情，但是事实确实如此，你活动得越多，你的身体将会越灵活。

缓解疼痛

在疼痛初期，不要像苦行僧一样忍受着疼痛的折磨。吃止痛药不是懦弱的表现——要把它看成促使你恢复健康的重要手段。要是没有这些疼痛感，活动起来也会更加自如，而且你也能更好地抱着宝宝，把他放在更加舒适的位置上。切记不要在疼痛难忍的时候才想到去吃镇痛药。医生不可能感觉你的疼痛，所以在疼痛加剧之前最好告诉医生。而且，越早治疗对缓解疼痛越有效。如果疼痛能被很好地控制住，你也会更愿意坚持母乳喂养。

腹胀或腹痛

在分娩后的第2~3天，常会出现这种症状，但是一旦你能够排出肠道气体，情况就会有所改善。

以下方法可以帮助你缓解腹胀：

* 经常下床走较短的距离，产后只要你觉得身体可以应付，就该尽早地下床走走。
* 当你在床上休息的时候，经常换一换姿势。
* 当你在椅子上坐着的时候，来回缓慢地摇晃你的身体。
* 恢复饮食后，尽可能地推迟吃固体食物的时间。
* 先吃一些简单的、易消化的食物，如土豆、酸奶、粥或汤一类的食物。

有些妈妈在剖宫产手术后的前几周就选择使用孕妇腹部支撑护带。这种用于支撑腹部的弹性织物主要在怀孕期的最后几周使用。做完剖宫产后，尝试使用一下这种护带，包裹在你的腰部和绷带上面——它将起到支撑作用，并且帮助你缓解不适感。在你使用支撑护带之前，最好咨询一下医生或助产士，问问他们你可否使用它。

其他不适感

如果在你做剖宫产手术前，经历了长达数小时的产前阵痛，你的会阴部可能因为推力或一系列的内部检查而感到疼痛。不过这种不适感会在几天后消失。但是，有可能在产后第1周或第2周内，出现排尿困难，甚至让你感觉很不舒服。你也不必过多担心，这种情况会随着你身体的恢复而逐渐消失。伤口在愈合的时候，周围皮肤也会发痒，你应该对此提前做好心理准备。

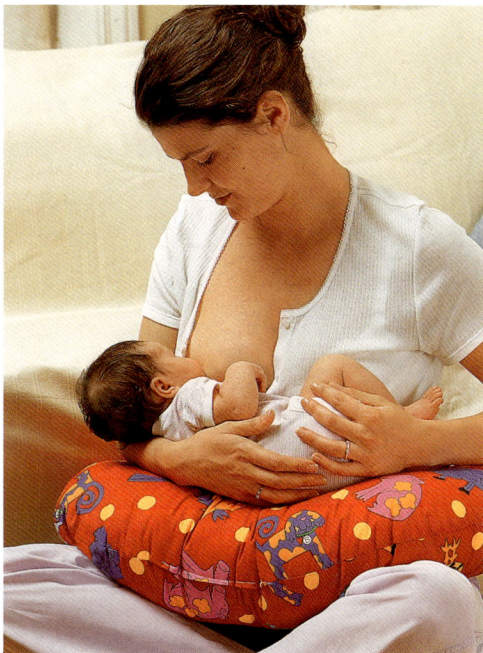

让宝宝和你都舒适
经特殊设计的靠垫使初期的喂养简单易行

成功喂养宝宝

在喂养宝宝的姿势方面（详见26页），你可以有所创新。你会发现在喂养宝宝的时候，使用专门设计的枕头，会让你感觉更加舒适。这些经特殊设计的枕头能帮助你把宝宝放在一个正确的喂养姿势，同时避免了对伤口区域的挤压。

如果在母乳喂养时出现问题，你可以联系母乳喂养支持组织。这些组织的专家将会帮助你解决在喂养过程中遇到的问题。并且，他们还可以帮助你认识其他做过剖宫产手术的母亲，通过和这些母亲的交流，分享一些经验和秘诀。

抑郁情绪

许多女性在产后都会经历消极失落的情绪，这就是产后抑郁症。一般在产后3～4天容易出现这种症状。有些母亲的抑郁情绪会一直延续，使她们感到非常无助、恐慌，甚至恐惧。许多女性在这个阶段都会患有不同程度的产后抑郁症。

产后抑郁症

大约过半的母亲都患有产后抑郁症——想哭，莫名的忧伤，以及出现失落沮丧或不满情绪。这些母亲变得过于敏感，不论对大问题还是小麻烦，都极为敏感和焦虑。

产后抑郁症也能够引起其他问题，要是妈妈能得到家人的有力支持，这些消极的情绪会自然而然地减弱。缺乏睡眠也是引起这一病症的原因之一；身体过度疲劳会削弱你应对压力的能力。趁宝宝睡觉的时候，你也要保证自己有充足的睡眠，不要拒绝家人的帮助。

大约1/10的母亲的上述症状不会很快好转，有时甚至变得更糟。产后消极情绪有时持续数周，甚至数月。产后抑郁症是有可能不断加重的，甚至会有深远的影响，所以患者需要尽早接受治疗。

看看自己是否有以下症状

如果你出现几乎下列所有的消极情绪，并且持续了一段时间，你需要寻求医疗帮助。

* 对母乳喂养感到担忧。
* 要是朋友没有回电话，就会很生气。
* 十分在意爱人对自己的看法。
* 十分担心宝宝的健康。
* 过度哭泣。
* 嗜睡或有睡眠问题。
* 过度的恐慌。
* 容易生气或记性变差。
* 有崩溃的感觉。
* 有种讨厌宝宝或讨厌爱人的感觉。
* 自信心低落。
* 没有性欲。

剖宫产精神创伤

随着剖宫产的普及，人们开始更加关注其对心理方面的影响。现在，许多健康护理人员一致认为，剖宫产手术不仅是一个外科手术，而且是一个情感事件，这种经历以其对心理方面的巨大作用，影响了产妇适应妈妈这一角色的能力。经历过剖宫产手术的女性，对生育的理解将被许多因素所改变，如她自己的价值观和信念，她的期望，还有做剖宫产的原因以及产后的健康状况。和难产的母亲有过身体创伤或精神创伤一样，有些母亲的情绪迟迟不能调整过来。

纵观母亲一生的艰难历程，剖宫产手术生育宝宝可谓排名靠前的经历，它会给母亲留下难以忘却的伤痕。有研究表明，经历过剖宫产手术的妈妈——如果还没有做好当妈妈的准备——很有可能会产生自信心低落、沮丧和失败感；反之，如果妈妈在产前做好充分准备，和医生一起商讨并制订计划，以及掌握了足够的育儿知识，她们回想起自己的生育经历则是一种极大的满足。

有些发生剖宫产创伤的妈妈——和经历其他手术的妈妈一样——很有可能患上创伤后应激障碍（PTSD）。创伤后应激障碍属于一种精神失常，它是由于对现实中或感知到的伤害或死亡产生的心理冲击。产后的女性还有可能出现另一种严重的精神疾病，叫作产后精神病。大约1000名产妇里面就有一名会患有这种危险的疾病，妈妈会变得脱离现实，出现狂躁、抑郁或两者都有。产后精神病通常需要接受住院治疗，所幸的是，患者能够在几周内完全康复。

易焦躁的宝宝
在你情绪抑郁的时候，对付一个焦躁不安的宝宝是一件很棘手的事情，你需要寻求帮助

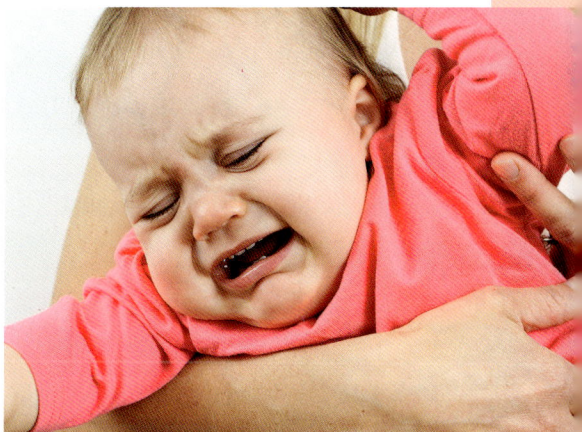

其他原因

不同类型的产后抑郁症是由不同原因引起的。研究者提出了多种理论和事实依据，其中包括：

● 由于身体疾病难以恢复，或是童年不好的经历重新涌上心头。
● 女性在怀孕后期激素的改变，影响了大脑的功能。
● 焦躁不安的宝宝，入睡困难。
● 缺少来自爱人以及家人的支持和鼓励。
● 完美主义者或自信心低落。
● 不认为怀孕和分娩是件令人高兴的事情。

● 曾经有过产后抑郁症。

还有许多其他原因没有列举，对妈妈来说，最重要的是找到原因，然后有针对性地解决问题。

需要支持
平时和你的爱人多沟通，这样他会给予你需要的支持

获取帮助

如果你或你的爱人认为可能有导致抑郁的原因，首先应该做的事情是到医院咨询一下医生。现在，针对产后抑郁症的治疗包括：以小组的形式进行辅导，或一对一的心理疗法，或服用抗抑郁药物，只有极少数的患者被要求住院治疗。医生也会尽量排除导致抑郁的疾病，例如甲状腺病变。

如果你觉得不便对医生倾诉，或者你也不确定自己是否确实患有抑郁症，你可以咨询一些专业的组织机构。一些网站会提供帮助热线，你可以通过拨打电话与专业顾问进行沟通。

如果你觉得可以说出你的感觉，那就对你的朋友和家人倾诉吧。这样做不仅能够帮助你，而且也会让他们了解你的感受，让他们知道你最需要什么。此外，向他们寻求帮助，也可以使你获得休息放松的时间。比如，让你的爱人、其他家人或朋友照看孩子，你就可以在晚上睡一个安稳觉了。

帮助自己

你最好尝试做一做运动——这样你的大脑将会释放内啡肽，帮助你缓解紧张感，克服焦虑的情绪。每天至少出门一次，即便每次只有大约半小时的时间。同时，每天都应该喝大量的健康饮品（水和橘子汁对半混合，能量高，是术后的最佳饮品），吃一些含糖的健康饮食。通过这些帮助，抑郁感就会逐渐消失，所以请不要轻视抑郁的征兆。

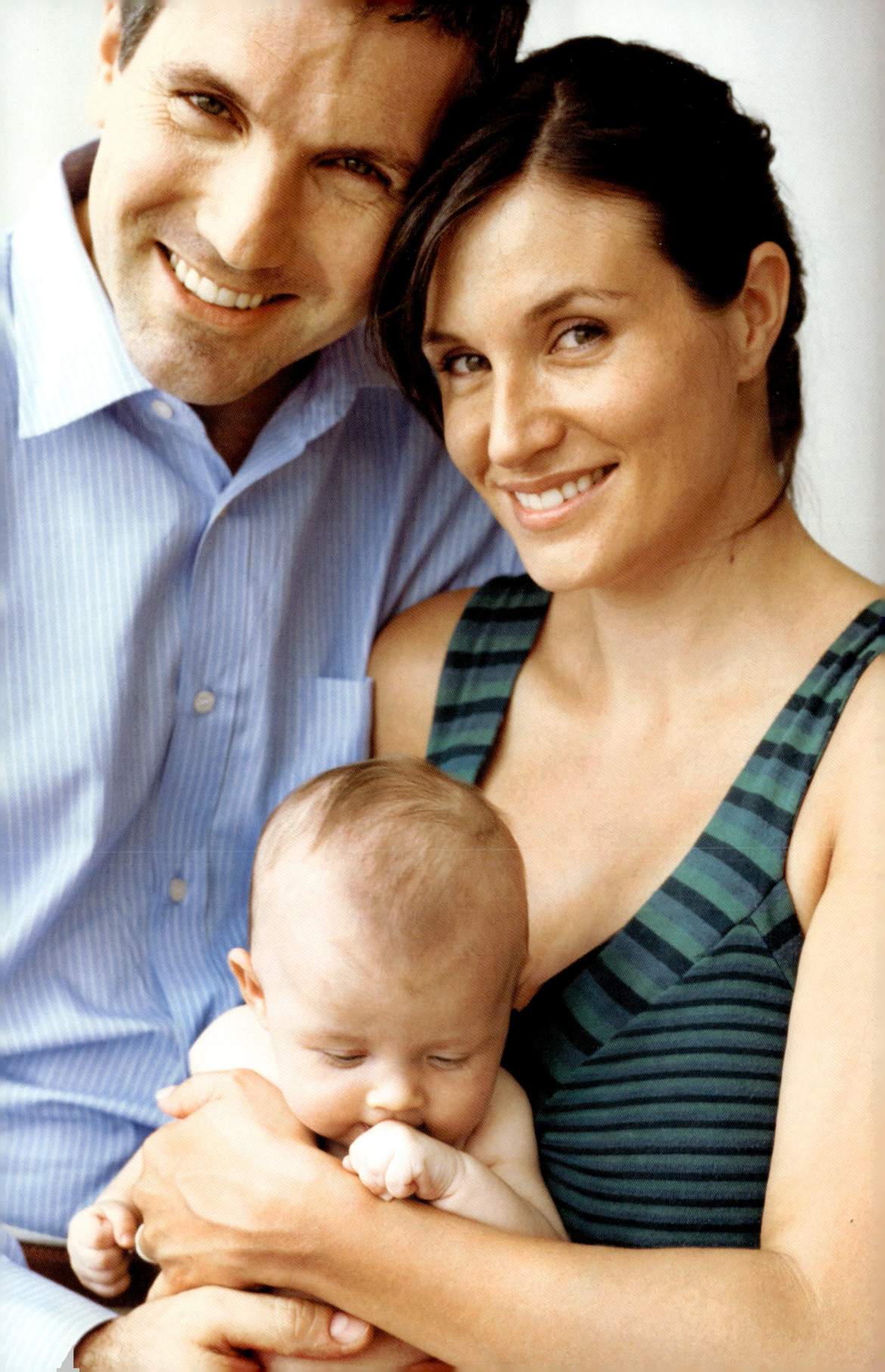

第1~4天

　　当你在产后仍躺在医院，身体还处于恢复阶段，你一边照顾宝宝，一边享受孩子带来的快乐——但是，请别忘了每天抽出几分钟时间来做一些简单的运动。这不是你通常理解的运动，而是产后康复运动。即使非常简单的动作也会使你的身体逐渐恢复力量，促进血液循环，所以非常重要。

　　刚开始，你可以做一些简单的动作，如坐起来、站一会儿、走几步，然后尝试做更多的运动。用自己能够承受的限度，慢慢地做这些动作。请注意你将很容易感到疲惫，所以如果你只是简单地做了几个重复性的动作，就感到累了，对此不要感到惊讶。这时候稍作休息，然后接着再做。

脚部运动

　　经常转动和弯曲双腿可以促进血液循环，特别是双腿的血液循环，而且有助于防止肌肉痉挛的发生。

　　首先，平躺在床上或坐在椅子上，完全放松身体，每次转动一只腿。想象用大脚趾尽可能大地画圈，先顺时针后逆时针。接着，脚向身体的方向勾起，然后伸直，脚背绷直，你会感觉到小腿肌肉在收缩。这两个动作每次做2~3组，每天做两次。

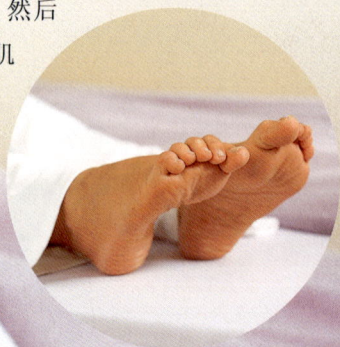

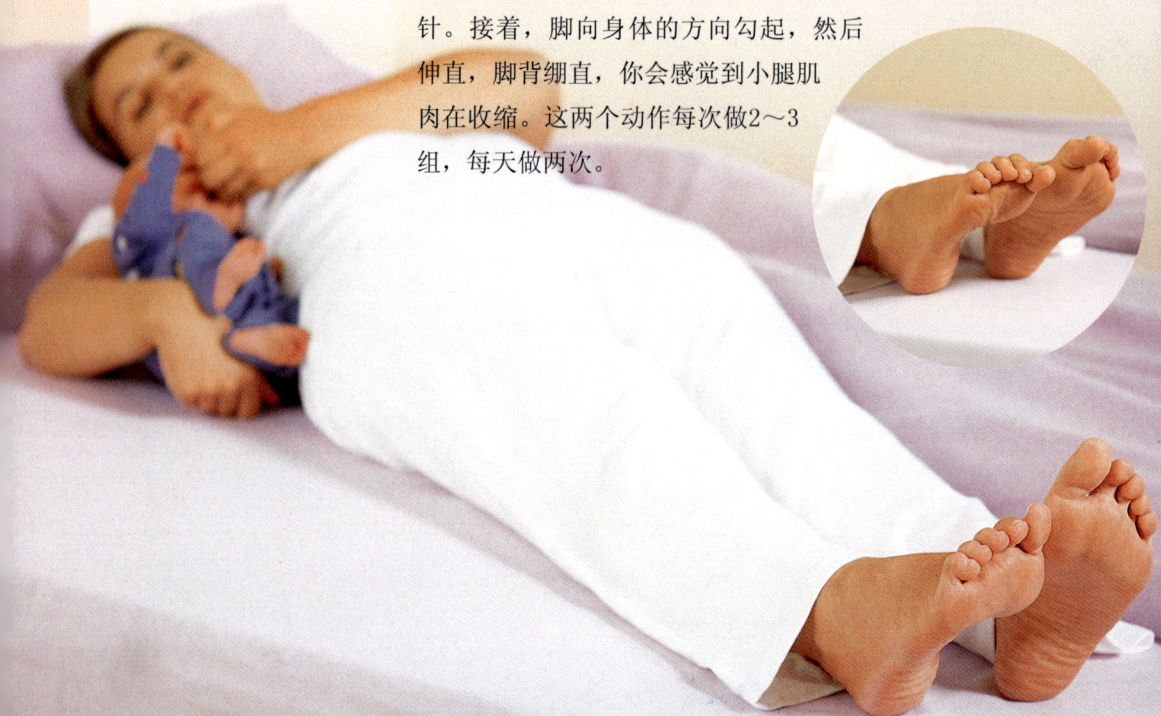

深呼吸

　　深呼吸可以帮助你排除体内遗留的麻药，并且有助于你的腹部更好地恢复。刚开始先浅浅地呼吸，然后逐渐加深呼吸。

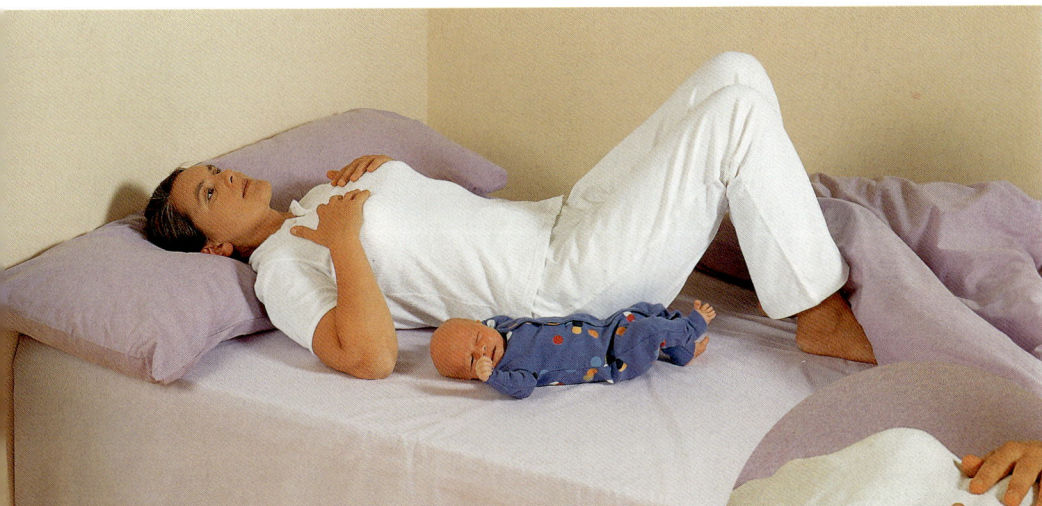

1 仰面躺下，膝盖微曲。双手放在胸前，然后吸气。接着呼气，尝试让气息朝向你的手，在呼气的同时感觉到胸部回落。

2 进一步深入地呼吸，让气体到达上腹部。双手放在肋骨上，这样你能感觉到肺部随着你的吸气在扩张，然后呼气。

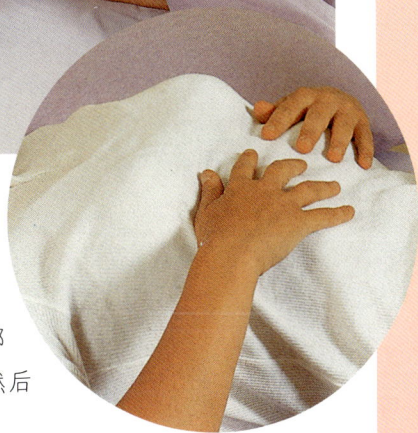

3 尝试用力吸气，让气体完全到达你的腹部。这样会刺激你伤口周围的组织。双手轻轻地放在伤口上，护住伤口。现在再尝试更深地呼吸，感觉气息能到达你的腹部。重复3～4次。

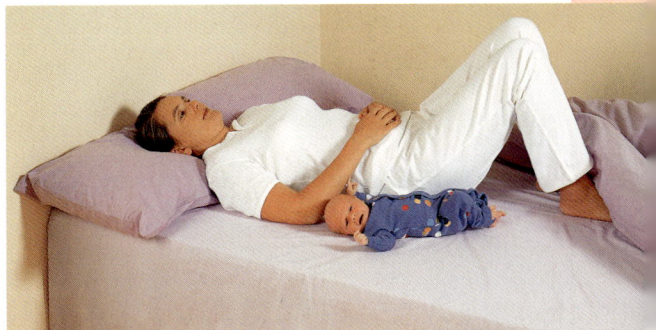

坐起来

　　刚开始，这个动作对于妈妈来说不容易做到，但是拉伸肌肉将会使你感觉舒服许多。开始的时候慢慢做，渐渐把身体调整到放松的姿态。

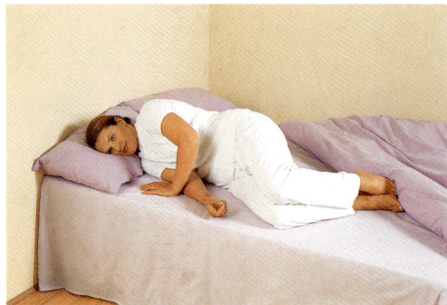

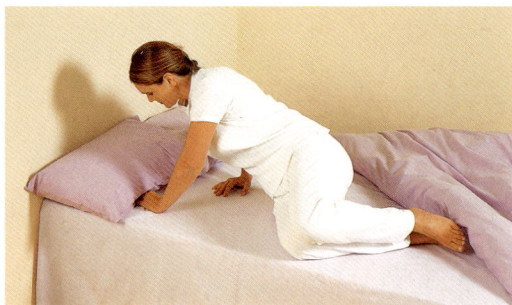

1　侧躺双腿合并，微微弯曲膝关节。

2　转过上半身，用双手支撑起身体到坐的姿势。这算是产后第 1 次做支撑动作，伤口可能会疼，但是坚持支撑起自己，直到你真正坐起来，然后保持一会儿。

3　现在，你需要把身体的重量集中在手上，以便让你的臀部往后挪动。尝试尽可能地坐直。深呼吸几次，然后挺起胸部、坐直。尝试放松肩膀，在抬起胸部的同时，双肩自然垂下。保持坐直的姿势，做5次呼吸后放松。

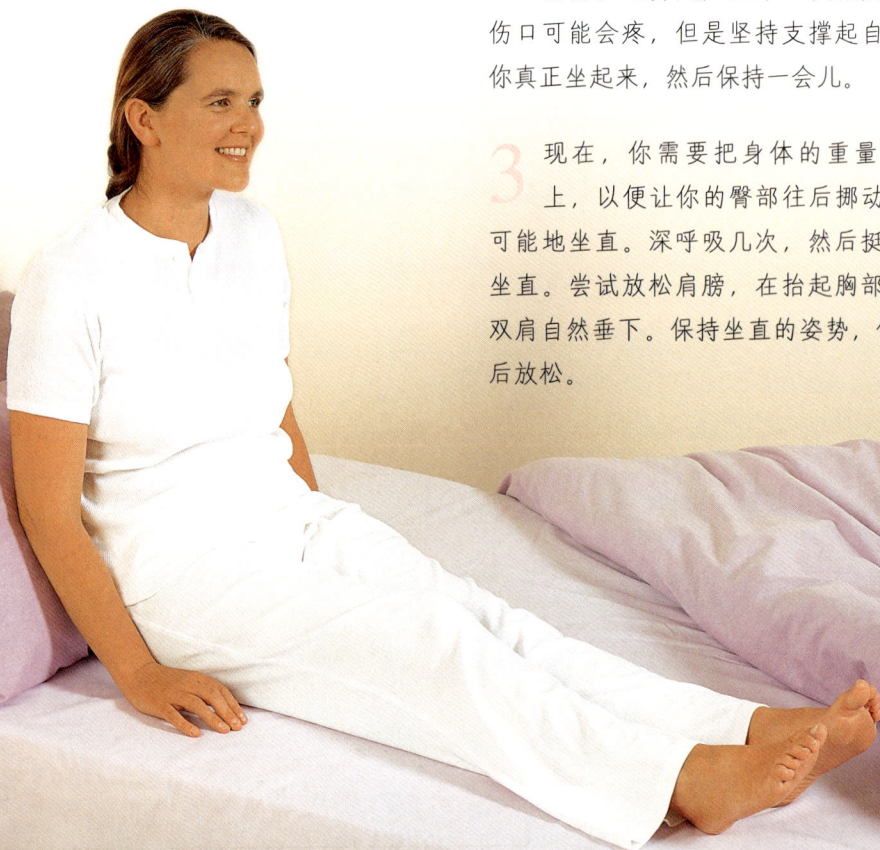

下床

只要你可以坐起来，接下来的一步就是下床，这样你就能进入站直的姿势。能够越早地站起来，你就能够越早地开始走路。

1 首先让自己坐起来(见左图)，慢慢地将双腿移向床边，用双手支撑自己，将腿轻轻地放在地上。双手用力，让自己站起来。刚开始可能站不直。

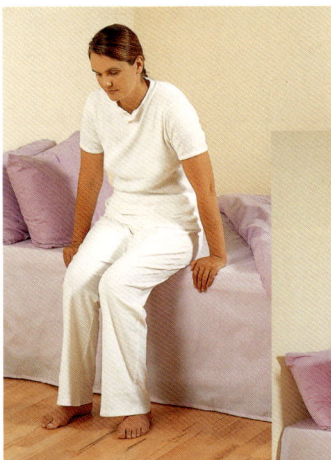

2 用一个软枕头或靠垫压在你腹部的伤口处，感觉伤口被固定住。在做这个动作的同时，慢慢挺起你的上半身，尝试挺直你的身体，双腿也要伸直。或许要经过多次尝试才能成功。争取每一次都有进步。

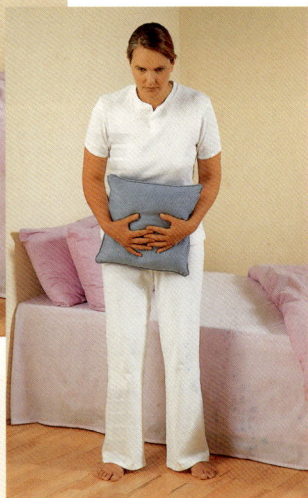

走步

一旦你感觉双腿力量有所恢复，就可以开始尝试走几小步。

把一个软枕头或靠垫放在你腹部的伤口处，慢慢地向前走，尽量抬头，用嘴呼吸，在返回床上休息前，坚持走几分钟。

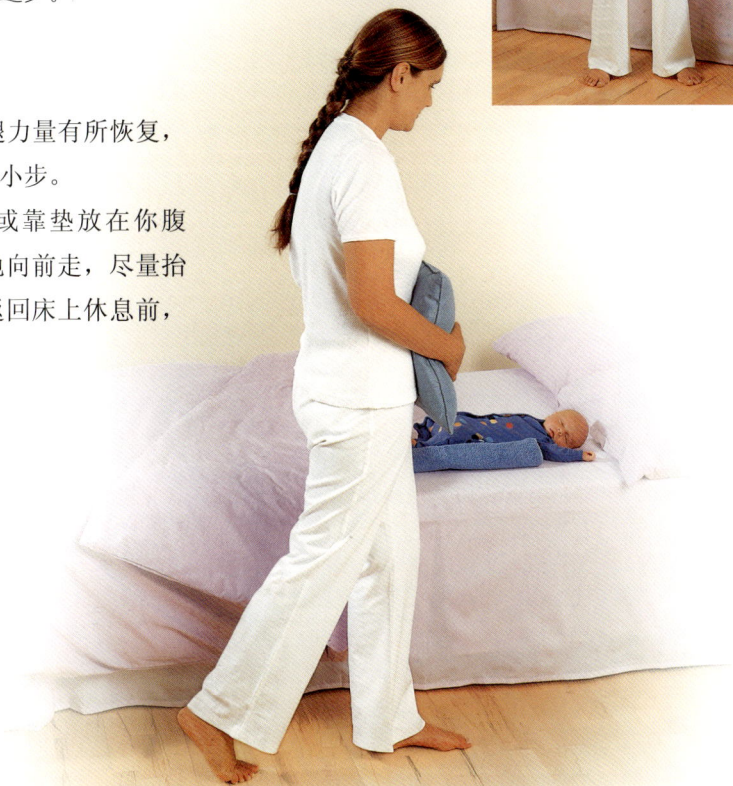

注意安全

盆底肌是一种在排尿、排便时用到的肌肉，同时也是在顺产时，帮助你推出孩子的动力肌。这种肌肉会因你怀孕期间被过度拉伸而变得虚弱。所以产后锻炼强化这部分肌肉就显得非常重要。你可以通过锻炼收缩阴道和肛门来强化盆底肌的力量和功能。

站直

努力使自己抬头挺胸地站着，每天至少两次。这样做会使你的肌肉和关节得到活动。

首先坐在床边，慢慢起身，全身重力转移到双脚上，然后完全站直。像这样站直保持数秒以达到身体平衡，同时适应腹部伤口带来的不适感。然后尽量站直，收缩背部肌肉使胸腔被全面拉伸和扩张。摆脱术后疼痛引起的弓腰驼背的姿态，尽量保持腰部以上挺立。如果你在做此动作的时候感觉不舒服，先休息几分钟，然后再次尝试。

咳嗽

医生一般建议妈妈通过轻微的咳嗽来刺激伤口周围的区域。这种刺激将会有助于促进伤口周围的愈合。一天需要多做几次这样的动作。

首先，让你保持坐立姿势（详见40页），用双手（或用一个软枕头）捂住你的伤口。现在尝试轻咳2～3次，然后休息。

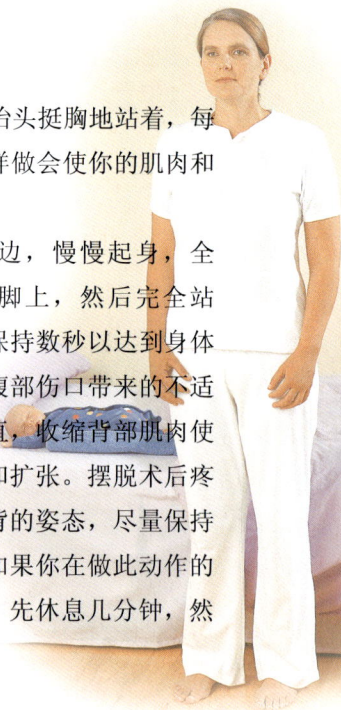

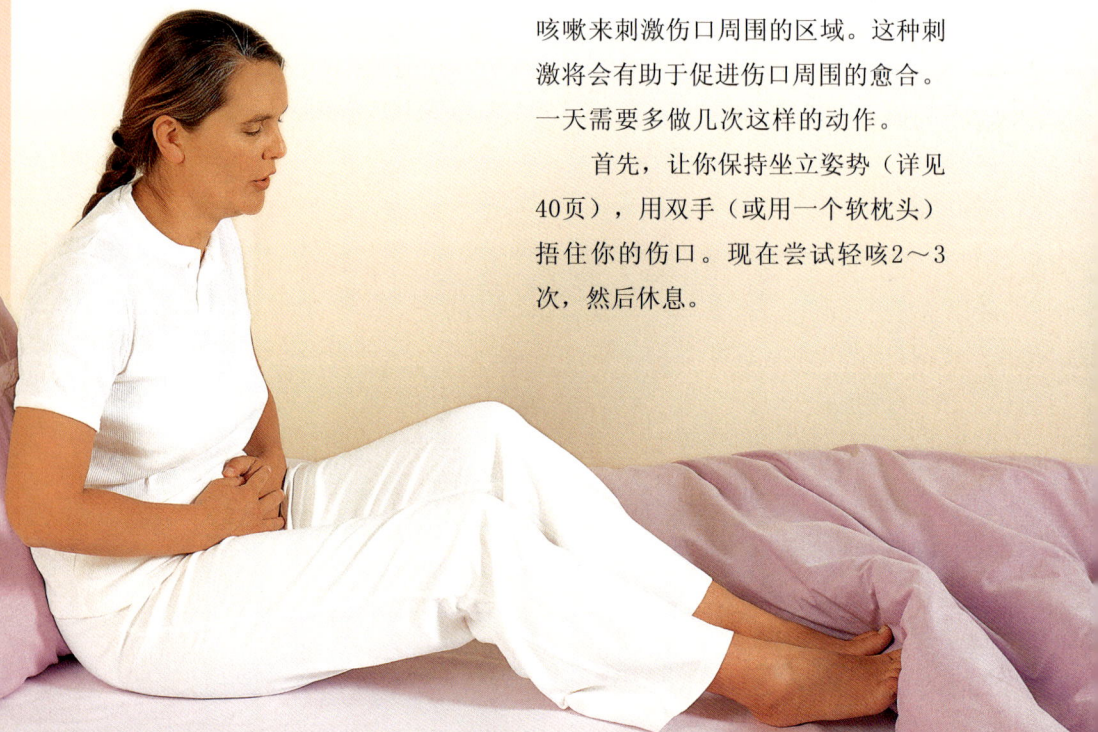

收腹

在产后初期的这些天里，你会发现收腹动作很难做到，因为腹部的任何感觉都不明显，你很难自由控制。虽然内层伤口愈合得最快，但是表层伤口区域只有麻木的感觉。

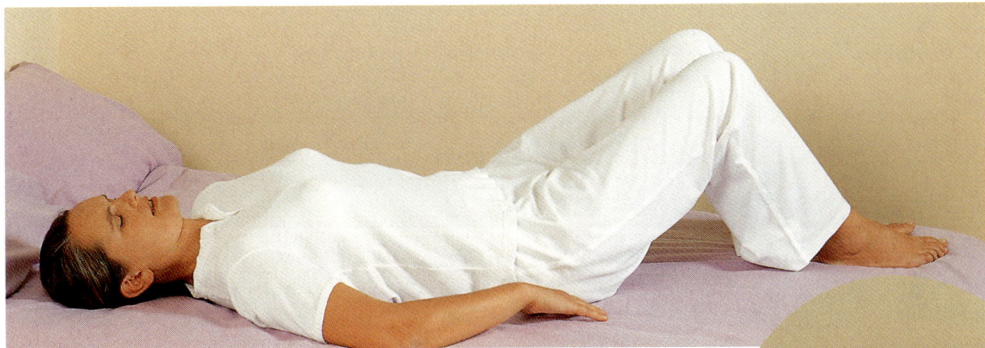

1 首先平躺在床上，收缩你的盆底肌（见上页），然后尝试收缩你的腹部。

2 如果你觉得很难知道是否在收缩腹部肌肉，双手轻轻地放在你的伤口处，并且集中注意力收腹，让腹部离开你的手。每天做两组，每组做5次收腹练习，然后休息。

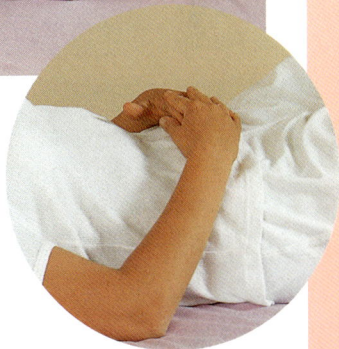

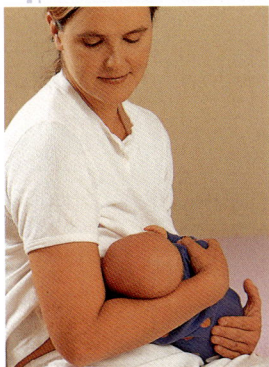

哺乳时的收腹练习

在你喂养宝宝的时候，有种叫作缩宫素的激素会被释放出来。它的作用是使你的子宫收缩，所以请抓住这个机会，在你喂养宝宝的同时做收腹的动作。你只需要简单地收腹几秒钟然后放松。你可能会在子宫收缩的过程中感到伤口有些不舒服。如果没有感到不舒服，那么在每次喂养宝宝的时候都可以做5~10次收腹练习。要是感觉强烈，你就改做卧位的收腹练习吧。

第4～7天

在医院里，随着时间的推移，你会逐渐感觉舒服了许多。但是，产后的疲劳仍然没有消失，而且你需要满足新生儿的需求，甚至得晚上醒来喂他。此外，亲朋好友的探望也会使你疲惫，所以让自己先"冷酷"起来（或者让你的爱人充当冷面角色），能拒绝的就先拒绝，这样你才有足够的时间去休息。如果你觉得休息得还不错，每天再增加5分钟的运动时间。

按照自己的节奏进行

现在你每天都会坐起来和下床了。虽然，走步还不可能让你觉得舒服或轻松，但是，你会发现每天你起来走步都会比之前有进步。尽自己最大努力，在走步的时候，挺直身体。同样地，这也会逐渐变得越来越容易做到。

每天你都会花大量的时间来照顾宝宝，但是请记住给自己留点儿时间，这同样也是重要的部分。你应该利用待在医院里的时间，尽可能地多休息。

下面要介绍的运动是你在完成前面的运动的基础上进行的。做这些运动都很轻柔，但是你仍然需要根据自己的舒适程度来决定重复的次数。如果书上建议你连续重复8次，而你的最大限度只能做到5次，这样也就足够了。在这个阶段，千万不要逼迫自己超过自己的忍耐度。每个人恢复的速度不尽相同，所以这里所建议的运动次数只作为一种参考，你还要依据自身情况，做出适当的调整。

在医院期间

如果你和爱人有什么担忧或困扰，请及时咨询医生，让医生给出科学的建议

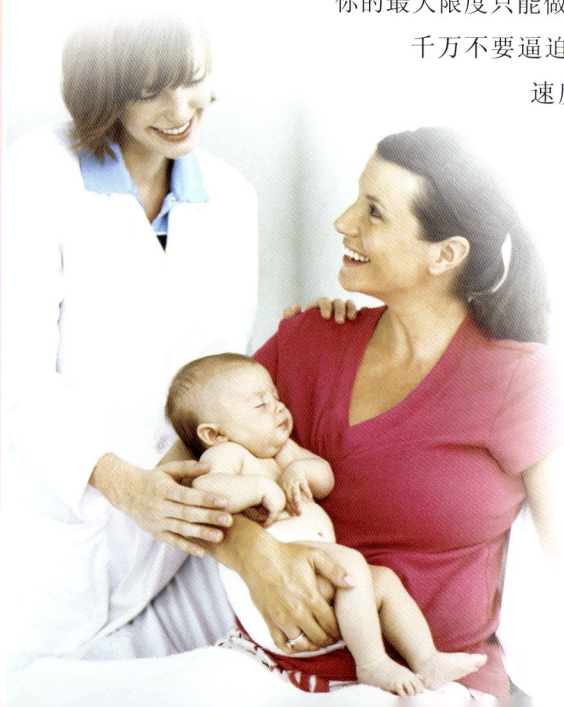

抬起骨盆

这个动作是剖宫产后最为重要的康复性运动，它可以起到调整脊柱的作用。你应该每天多做几组。

首先收腹，然后用下背部着床。如果你能准确地做到这个姿势，你的骨盆就会被抬起。每组做4～8次，每次坚持2秒钟。

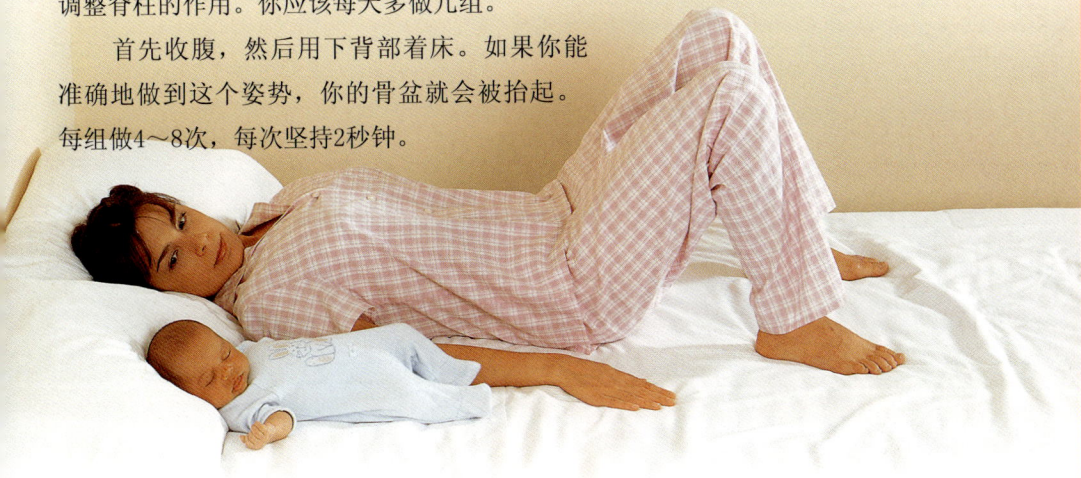

滑动双腿

这个动作将会加强腹部的力量。起初，你也许还不能将双腿伸至较远的地方。

仰面躺好，双膝弯曲，均匀地呼吸，先把一只脚慢慢伸向床边，用脚后跟着床滑行，再收回来。在伸展的同时，正是因为腹部肌肉在起作用，所以你会感觉到伤口处有轻微的疼痛感。每天坚持做这项运动，每组每条腿各做4次练习。如果需要的话，每次在换腿期间可以稍作休息。

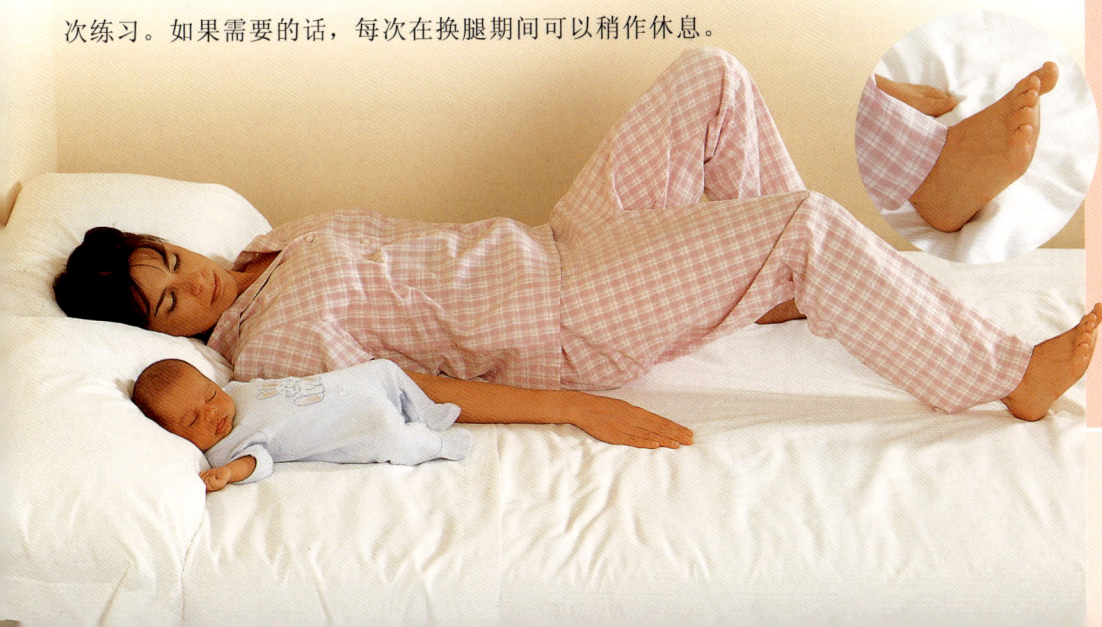

拉伸臀部

这个动作可以使你的侧腹部肌肉（腹外斜肌和腹内斜肌）得到适当的锻炼，动作一定要轻缓。

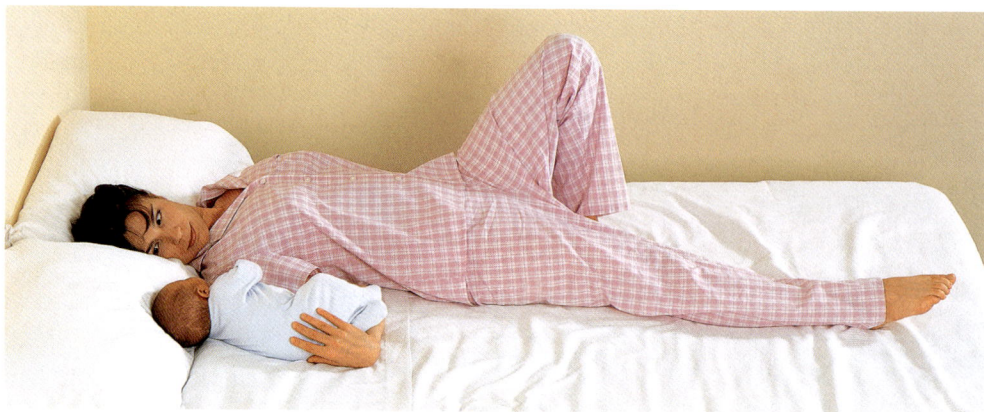

1 首先平躺在床上或地板上，左腿弯曲，右腿伸直，并且绷直脚趾。

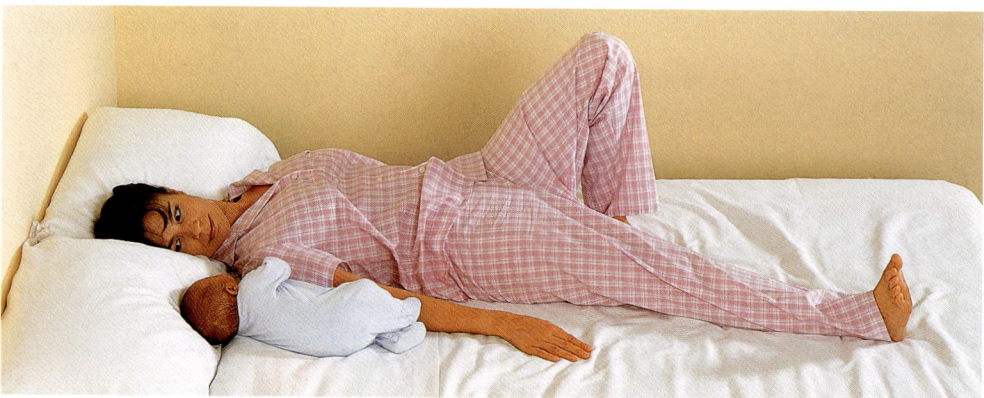

2 左侧臀部向你的同侧肩膀方向提拉，然后慢慢放松。在你放松臀部的同时，将右腿向下蹬，脚趾上跷。换腿重复此动作，每组每侧各做6～8次，每天做两组。

转动双膝

在做这个动作的时候，你将会感觉腹部在参与。转动双膝可能会拉到伤口，所以如果你感到伤口疼痛就请停止。

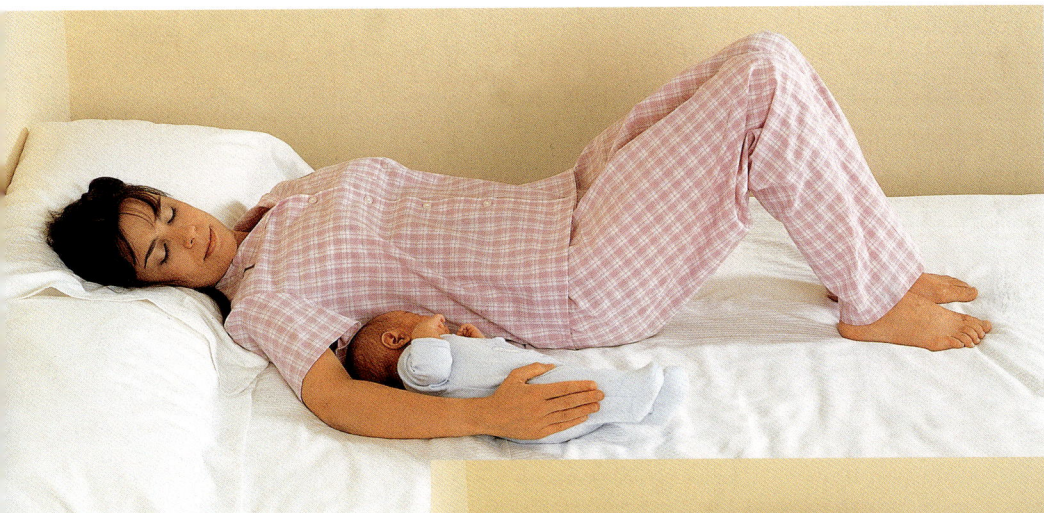

1 平躺在床上或地板上，将双腿弯曲并靠在一起，双手放在身体两侧以保持平衡。

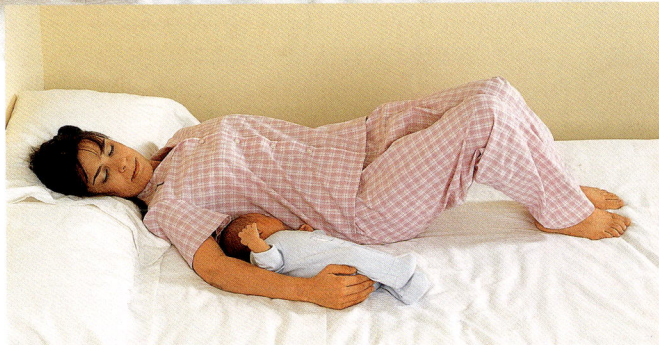

2 轻轻地转动你的双膝到一侧，在转动双膝的同时，你的身体也开始扭动。如果你感觉可以的话，转动双膝直至贴到床上。每一侧做3次，做完以后伸直双腿，平躺放松几分钟。

安全事项

在恢复期的最初几天，坐起或站起的时候，你一定要小心谨慎。当你平躺时，不要去拿放在你头上方的东西，这样会拉扯伤口。始终要记住用双手支撑你坐起来。

架桥

这个动作锻炼的是你的腹部肌肉和臀部肌群。起初你只能轻微抬起你的臀部，但是随着身体慢慢地康复，你会发现每天都比前一次抬得更高一些。

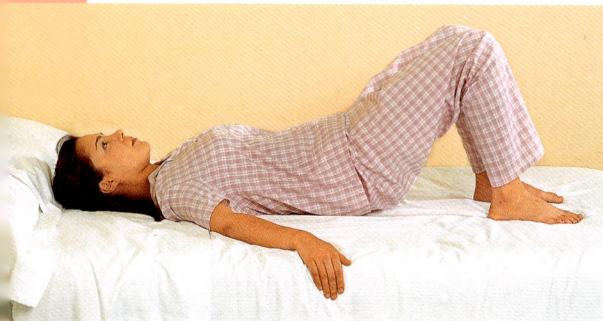

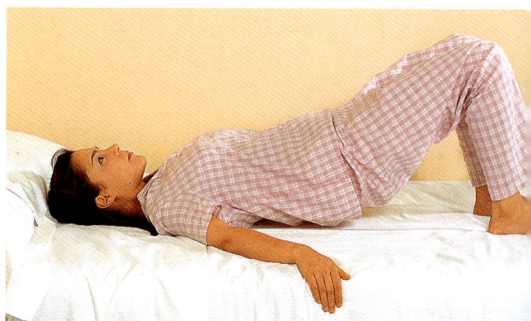

1 平躺在床上，弯曲双腿。双手放在身体两侧以保持平衡。

2 双腿用力，慢慢抬起臀部。这样做的目的是锻炼你的臀部肌群。感觉你的尾椎抬了起来，接着是脊柱，最后是整个臀部。每天尝试做5次臀部架桥式动作。

四肢着地

刚开始做这个动作，你会觉得不是很舒服——可能会轻微地牵拉伤口。如果觉得可以忍受，保持四肢着地的动作，一直到你能轻松地完成。这样做的目的是保持背部平直，像是一张桌子，同时保持平稳呼吸。

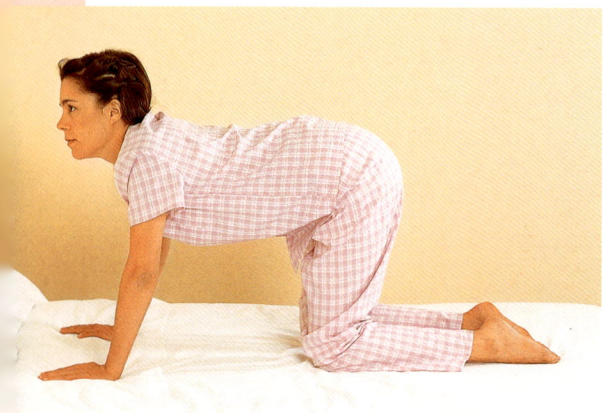

1 在床上或地板上慢慢地用双手和双膝着地，支撑整个身体。调整你的重力分配，让双手和膝盖平等承担重量。只要你没有任何不适感并且可以做到四肢着地这个动作，你可以在此基础上添加一些其他的动作。

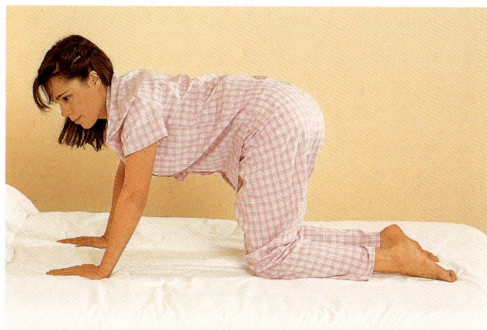

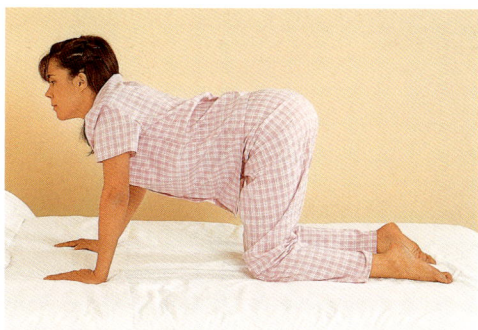

2 四肢着地后，试试做同样的拉伸臀部的动作（详见46页）。收缩你的腹部斜肌（腹内、外斜肌），让你的臀部朝左侧肩部拉伸，然后朝右侧肩部拉伸。这种动作做得准确的话，你会感觉好像在摇尾巴。每侧坚持做5次练习。

3 在你四肢着地的时候，试试将后背弯向地面，在形成弓形的同时，感觉你的腹部得到拉伸，然后恢复到最初位置。做这个动作时，最好能把精力集中在腹部拉伸上面。

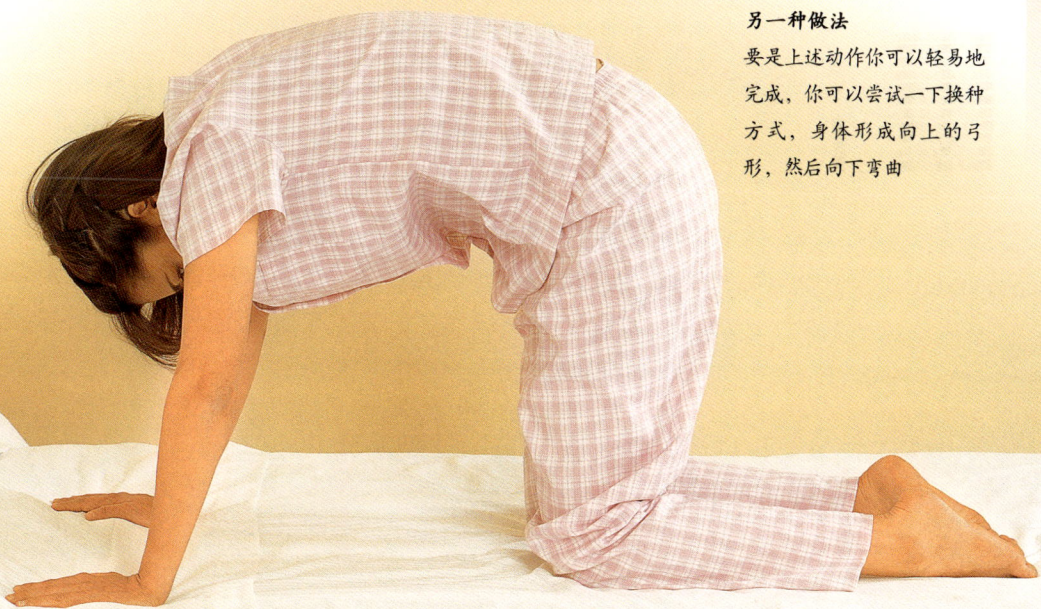

另一种做法
要是上述动作你可以轻易地完成，你可以尝试一下换种方式，身体形成向上的弓形，然后向下弯曲

准备出院

许多妈妈在做完剖宫产手术后通常都要在医院休息数日。然而，如果出现一些术后并发症，就得在医院多待几天。要是一切正常的话，到预定的时间你就要准备离开医院了，比起刚住院时的心情，你将会感觉好得多。

出院时的感觉

此时的你会惊奇地体会到住院以来未曾有过的好心情，与刚开始住院时的心情可谓大相径庭。最初的疼痛减轻了许多，而且发现自己比先前更有力量了。这时候需要注意的就是不可性急，应慢慢行事。

伤口

到目前为止，你感到伤口已经没有原先那么疼。如果还是疼痛，你需要继续采取镇痛措施，只有控制住疼痛感，才不会妨碍你做其他事情。此时，医生也会给你的伤口拆线，拆完线的伤口会留下一道明显的疤痕。瘢痕组织会随着伤口的完全愈合而逐渐变软。这部分区域的感觉可能会比较麻木，这是正常现象，也会随着伤口的愈合而减弱。但是，这种麻木感也有可能在伤口周围长时间存在。有些妈妈伤口周围皮肤的感觉甚至永远不能完全恢复。

但愿你在住院期间已经开始了积极的康复活动，并且对自己充满信心——即便刚开始会有些不舒服。在你离开医院前，你一定要坚持做前几页讲到的康复性练习。

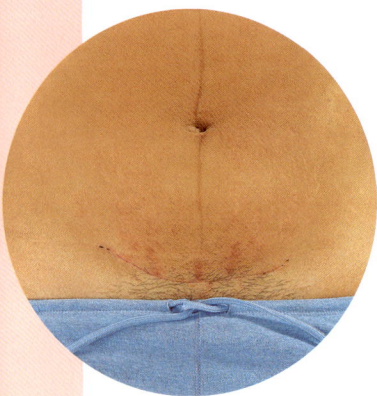

了解伤口
对自己的伤口要很熟悉，做到这点尤为重要，因为这样你就可以知道是否出现了并发症

心情

虽然你对宝宝的到来兴奋不已，但是仍处于术后康复期的你，还得疲于应对宝宝的不同需求，经常不能完整地睡上一晚。所以可想而知，有时在产后出现极度低落的心情，是再自然不过了。

我只想躺在床上，为自己感到难过

——萨米（26岁）

我觉得比起怀孕的后期，我得到的关爱与护理更少了，产后的待遇完全不同。我知道这是由于我患有子痫，但是实际上，我的情况比想象中要好一些。生完宝宝，助产士对我的态度发生了180度大转弯。她们一会儿让我坐起来，一会儿让我动一动，而且每次当我只想躺在床上，什么事情都不做的时候，她们不再帮助我，而是让我自己做，这时候我为自己感到难过。

有时候，护理人员在你做完剖宫产手术后的态度与之前大不相同，要是你在产前得到的护理十分细致到位，你会更加明显地感觉到她们态度的变化。你可能发现护理你的工作人员对产后母亲的方针就是"抓效率"，实在让人有些不知所措。请不要对此感到心烦，其实她们这样做是为了让你的身体在回家前做好准备。在家里可不会像在医院一样，大多数时候你得靠自己。

虽然许多母亲对重新回到熟悉的环境有点儿担心，但刚开始母亲有这种紧张感是很正常的现象。而在一个充满关爱的家庭里，母亲就不必感到担心，所以请你好好地利用家人的帮助给你带来的方便吧。医生和助产士当然也会帮助你，所以不要担心倾诉自己的问题，也不要拒绝医生给你提出解决特殊问题的建议。

出院
虽然你会觉得很开心，但同时也感到有点儿担心，不知道自己应该怎样应对接下来的事情

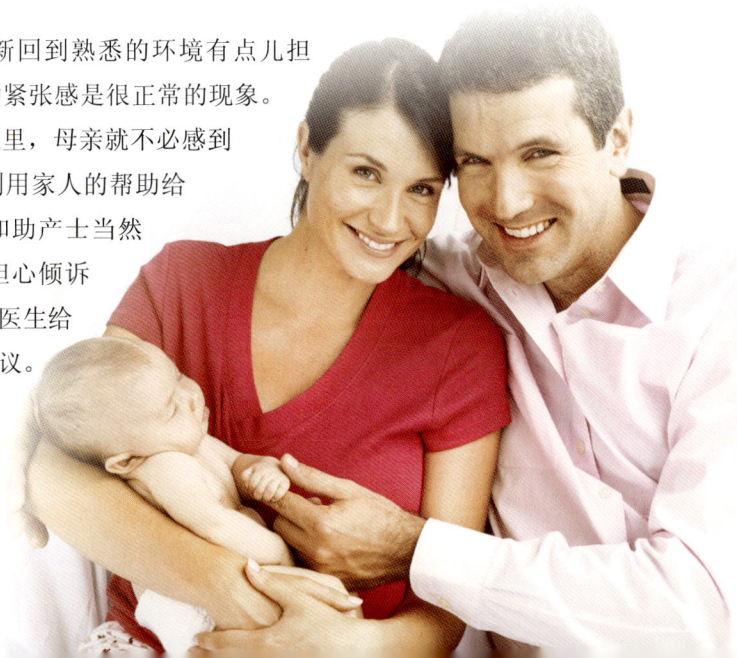

51

在家中

如果你住院之前就计划好做剖宫产分娩，或许你已经花时间安排好了家里。但是，如果是计划外或紧急剖宫产，你需要在回到家第 1 周的时间里，重新安排你的计划。不论你用什么方式生下宝宝，起初你都会感觉疲惫和伤口阵痛。宝宝的到来通常会让一个家庭步入新的生活轨迹。对于剖宫产术后的妈妈来说，可能需要更多的时间才能让日常生活变得有规律，因为她们还要面对伤口愈合期的不适感。

适合休息和喂养的地方

如果你家里还有其他小孩儿和家人，找一个相对安静的地方，一个放有你需要的东西，只属于你喂养宝宝的地方，就像一片静谧的世外桃源一样。在你回到家后，让你的爱人帮助你创造一个这样的空间。

你需要一个让你舒心的安静之处，避开其他家人的活动区域。每次在需要喂养宝宝的时候，抱着宝宝来到这里。在这样一个专属于你和宝宝的地方，你的家人也会习惯让出你俩在一起的空间。如果你每次喂养宝宝的时候，可能去不同的房间，那么你需要在每一个房间特别准备一个用来喂养宝宝的角落。

准备好喂奶需要的物品

首先找一把适合你喂养宝宝的椅子。有些椅子不适合让剖宫产术后的母亲使用。选椅子的时候，要确保能让你的胳膊肘有伸展的足够空间，还得有靠垫或软枕头，这样，喂养时需要的舒适姿势就不会被限制。

舒适的椅子
选择一把舒适的椅子，一定要适合你哺喂宝宝，还得配有靠垫或软枕头

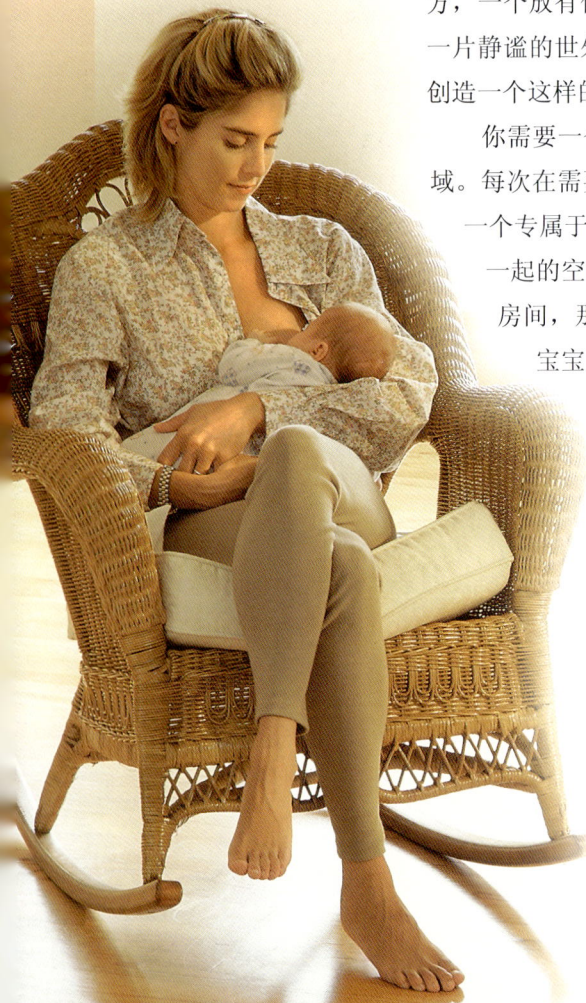

给自己多准备几个靠垫或软枕头，可以在你喂养的时候支撑你的胳膊和后背。还可以支撑住宝宝，保护你腹部的伤口。如果可以的话，再准备一个踩脚凳或带有踩脚的椅子，这样，在喂养的时候，脚可以放上去，这也有助于你保持良好的坐姿。

在身边放一个方围巾或开衫，以及装有宝宝必备物品的篮子。围巾或开衫的作用在于，当你感到冷时，可以披在身上，或家里突然来客人，可以用来遮挡一下。篮子里最好放入婴儿围兜、打嗝儿布和尿布，还有其他换洗干净的物品，例如防溢乳垫片，以及乳头霜。

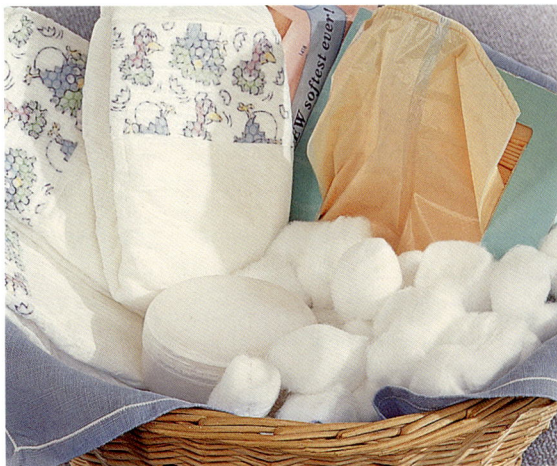

准备一个篮子
把宝宝需要用到的物品都集中放在篮子里，这样方便你使用

最好能在椅子旁边放一盏能够调节亮度的台灯，这样你就可以根据自己的心情调整光亮，或明或暗由你掌握。要是还有远程遥控的CD播放器，那就再好不过了。你就可以在宝宝吃完奶，打瞌睡的时候，放几首舒缓的音乐给宝宝听。此外，一些活泼的、振奋人心的音乐可以帮助你在喂养的时候，让爱瞌睡的宝宝保持足够长的清醒时间，把奶吃完。

喂养时照顾好自己和孩子们

在喂养期间，你最好在你方便的地方，放一些喜欢的小吃和饮用水。你会发现在你喂宝宝的同时，自己会非常渴，所以你得提前准备好一瓶水。不加防腐剂的、有营养的零食，如坚果、果脯等，这些零食能维持你正常的血糖。

准备一本杂志或书，也是一个不错的主意。如果你的宝宝吃奶比较慢，你在喂养的时候就会有一阵安静的看书时间。将手机放在身边也是有必要的，如果别人给你打电话，你就可以省去起身拿手机的麻烦。如果有可能，最好不要在哺喂宝宝的时候接电话——把喂奶的时间当作专属于你和宝宝的时间吧。

如果你还有其他孩子，你也需要为他们提供一些物品，那么就把这些需要的物品提前放在你身边吧，这样你就不用在喂奶时起身

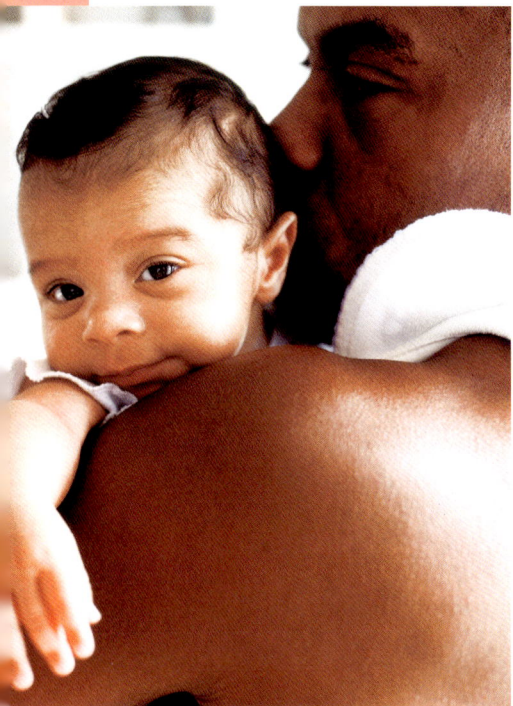

休息片刻

在你休息的时候，让你的爱人温柔地抚摸一会儿宝宝。这是让爸爸和宝宝建立亲密关系的时间——你也会从中受益

帮他们取了。你需要准备的物品有：玩具、彩色蜡笔、故事书、拼图游戏，还有电视遥控器，这样你就能为他们找到他们最喜欢看的节目。最好还能准备一些零食和带盖的水杯——吃零食是学步期的孩子最喜欢的一件事。还有一个办法能让大一点儿的孩子自己玩，就是给他一本他小时候的影集，你也可以在哺喂小宝宝的同时和他一起看。

尽量多休息

本书介绍的这些实用的知识可以帮助你顺利地度过产后前几周，同时也能让你拥有积极的心态，对自身情况有所掌握。在这段时间里，一定要牢记一件最重要的事情，就是你需要足够的时间去休息。所以尽量增加睡眠时间或者在宝宝睡觉的时候放松一下，同时尽可能多地去接受各种帮助。如果你没有得到足够的帮助，那么设法让家人满足你的需求。家庭成员或亲密无间的朋友通常都会抓住任何机会给你提供帮助。

尽管每个人都想到家里看望你和宝宝，但你得尽量在最初的几周把访客的数量降到最低，这样你就可以得到充足的时间安静地休息。如果你觉得没有充足的理由告诉他们"我不太想看到你们"，那么就把这件事交给你的伴侣、家庭成员中的某个人或者是关系很好的朋友去帮你说明情况。没有人会因为这件事情生气的，因为他们能理解现在的你最需要的就是充分的休息。

善待自己

在这个时期你很容易感觉疲劳，也许是因为做每件事情都需要花很长时间，这样会令你觉得失落。不要对自己要求得太苛刻，你需要一段时间来恢复。把精力集中在一件事情上，并且告诉自己没有必要去完成所有自己想做的事情。坚持这样去想，你就不会再有失落感或挫败感。

掌握一些放松的技巧，如冥想或按摩都可以很好地起到缓解压力的作用，使用熏衣草、马郁兰或者是甘菊制成的香薰油进行按摩，养成在睡觉前洗热水澡的习惯，这些都有助于你的睡眠。如果你正进行母乳喂养，那么一定要向专业的医生进行咨询，确保你所使用的香薰油不会威胁宝宝的健康。在站立的时候，要尽可能地站直，也可以进行适量练习，但是如果你不想这么做，也不必担心，可以尝试短途的行走锻炼，这样做不但可以让自己和宝宝都呼吸到新鲜的空气，还可以给你腾出时间去筹备一个锻炼计划。

少吃多餐，饮食有规律，食物健康合理，多喝水或果汁能使你远离脱水的危险。

慢慢来，别着急

在照顾宝宝的时候，给自己留出充足的时间去做自己的事情。不要让每天都过得慌乱着急，这是建立良好亲子关系的关键时刻。你在照顾宝宝的时候，应该把其他需要处理的事情延后，例如你可以把电话设置成留言应答，告诉别人你会在有空的时候回电。

你可能有时会感到疲惫，或有点儿不堪忍受的感觉。或许你还要承受腹部疼痛的折磨，特别是在喂养的时候。这些状况会在接下来的几周内渐渐平复。

躺下运动

喂养完宝宝之后，躺下做一些运动是一个不错的选择，因为这时你的乳房已经变空，这样有助于让血液集中在腹部。双手和膝盖撑地，将双手慢慢移至头部垂直面的前面（像用双手走路一样），慢慢降低身体，直到腹部触碰到地面。注意这些动作一定要慢：大腿、腹部、胸部，让你身体前面的各个部分完全贴在地板上。休息一会儿，让血液集中在腹部。然后，当你休息得差不多了，重新回到原位，双手和膝盖撑地。

应该避免的行为

在恢复期，有些康复运动对你有益，但是有些行为你应该避免。

不应该做：

* 托起比宝宝重的物品。
* 产后刚过了4周就开车。
* 过早地发生性行为。应该等到你感觉明显好转，起码得等到4~6周之后。
* 担心爱人不能很好地帮助你。
* 除了给自己和家人做饭外，还主动给客人做饭。
* 过度运动。如果运动过量，你会感觉爱哭且易怒，而且发现阴道分泌物（恶露）会增多。

调整心态

通常，很多母亲在回到家后，才会真正感受到手术带来的影响。做完剖宫产手术，让新手妈妈担忧的事情有很多，而且有些问题到现在为止还没有答案。随着时间的推移，有些问题就显得更加突出。

留给自己康复的时间

你或许会有这样的感觉：感觉自己的能力受限，身体不能像以前那样活动自如，也没有充沛的精力，更不能按自己的想法做事情。你觉得有些受挫，因为你的行动变得很不灵活，而且拿起物品——包括抱起宝宝——不能像以前那样随便就可以做到。有这些感受都是正常的，人们完全能够理解。你已经经历了辛苦的分娩过程，还没有得到完全的休息，而且你时时需要照顾这个让你牵挂的宝宝。此外，你还要注意对伤口的护理，有时还会出现伤口的阵阵疼痛，如果在医生决定给你做紧急剖宫产手术前，你原本打算顺产，那么你还可能出现会阴部疼痛。

疲惫的夜晚

缺少睡眠使你在做事情的时候更加力不从心，你可以将注意力集中在你可爱的宝宝身上，你也可以让你的爱人帮助你

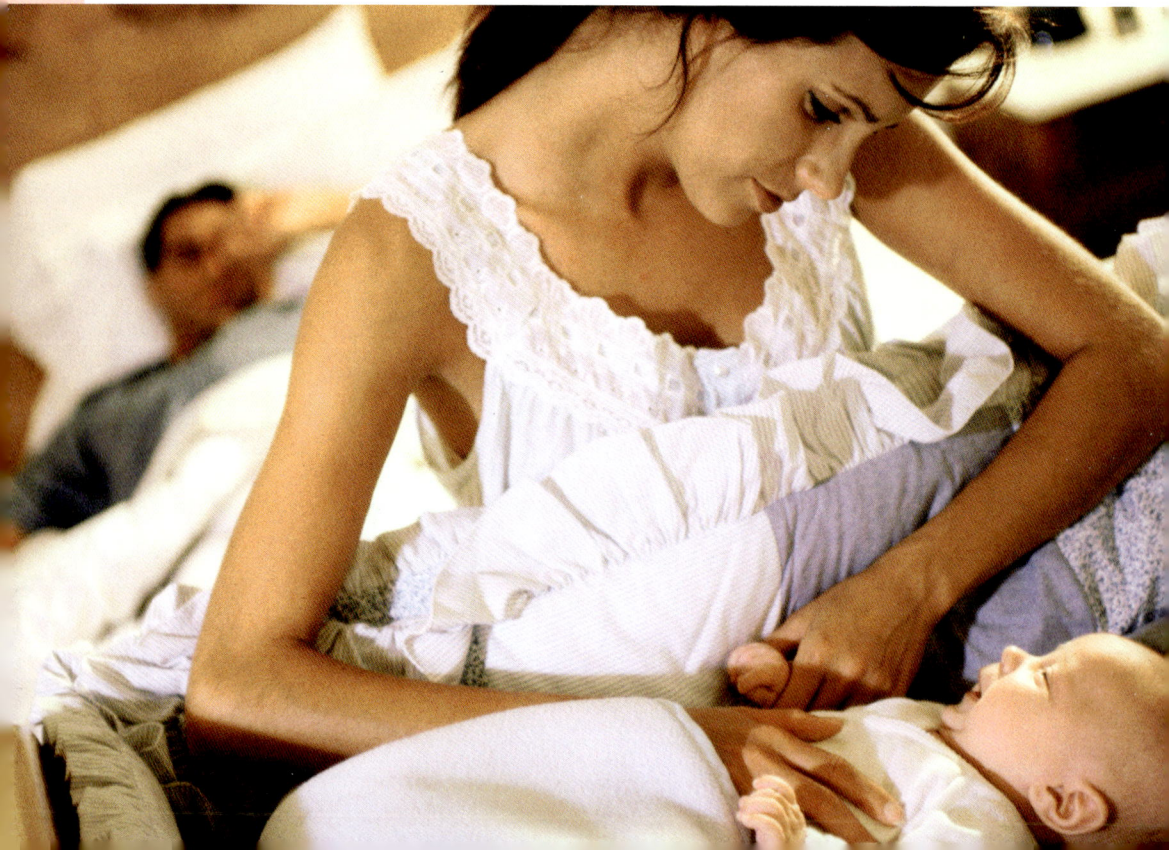

有些母亲服用医生开的镇痛药后有"迷迷糊糊"的感觉，这会对母乳喂养造成影响。这种不适感使有些母亲很难坚持母乳喂养。上述状况的出现都是正常的——睡眠缺乏和疼痛，让许多事情在母亲的眼里变得暗淡无光。

愤恨感

或许当你回顾分娩的经历时，会感到生气和不满。因为这是你始料未及的结果，你并没有做剖宫产的计划，甚至认为这不可能发生在你身上。此外，就算你参加了产前生育课程，并为分娩制订了详细的计划，但让你失落的是，许多事情并不像你计划的那样进行。有些母亲觉得有被欺骗的感觉，本应该通过自己的努力生下宝宝，可事实却是她们只能平躺在手术台上，通过做手术分娩宝宝，几乎看不到自己的孩子是怎样来到这个世界上的。有些母亲则有愧疚感，认为自己作为母亲，却没能够通过自己的努力生下宝宝，而只能通过做外科手术的形式生下宝宝。同样，有这些想法都属于正常的现象，你也不用觉得你不应该这样想。现在，最重要的是接受这一事实，并且把你的感受告诉别人。如果你感到不知所措，健康护理人员能够帮助你。你应该尽量尝试保持乐观的心态，把注意力放在你的宝宝身上。

要知道尽管有先进的分娩设备或准备充足的产前计划，但是有很多的分娩都不是按计划进行的，这样的事实会让你觉得坦然一些。请记住没有一项计划能够百分之百将事情提前准备好，你的分娩经历绝对是独一无二的，不管它是不是和"书中"描述的一样。最后，让自己觉得有疤痕也并不是一件坏事情。现如今，手术切口一般都会做在短裤以下的位置，所以你还是可以穿性感的内裤或比基尼，不要觉得有什么难为情的。试着把你的伤口想象成经过战斗留下的伤痕，它见证了母亲在生育过程中的艰辛和努力。

> 我确实因为没有经历顺产而感到有些愧疚。
> 虽然对于顺产，我觉得有点儿恐惧，
> 但我仍然想知道这会是怎样的一种感觉。

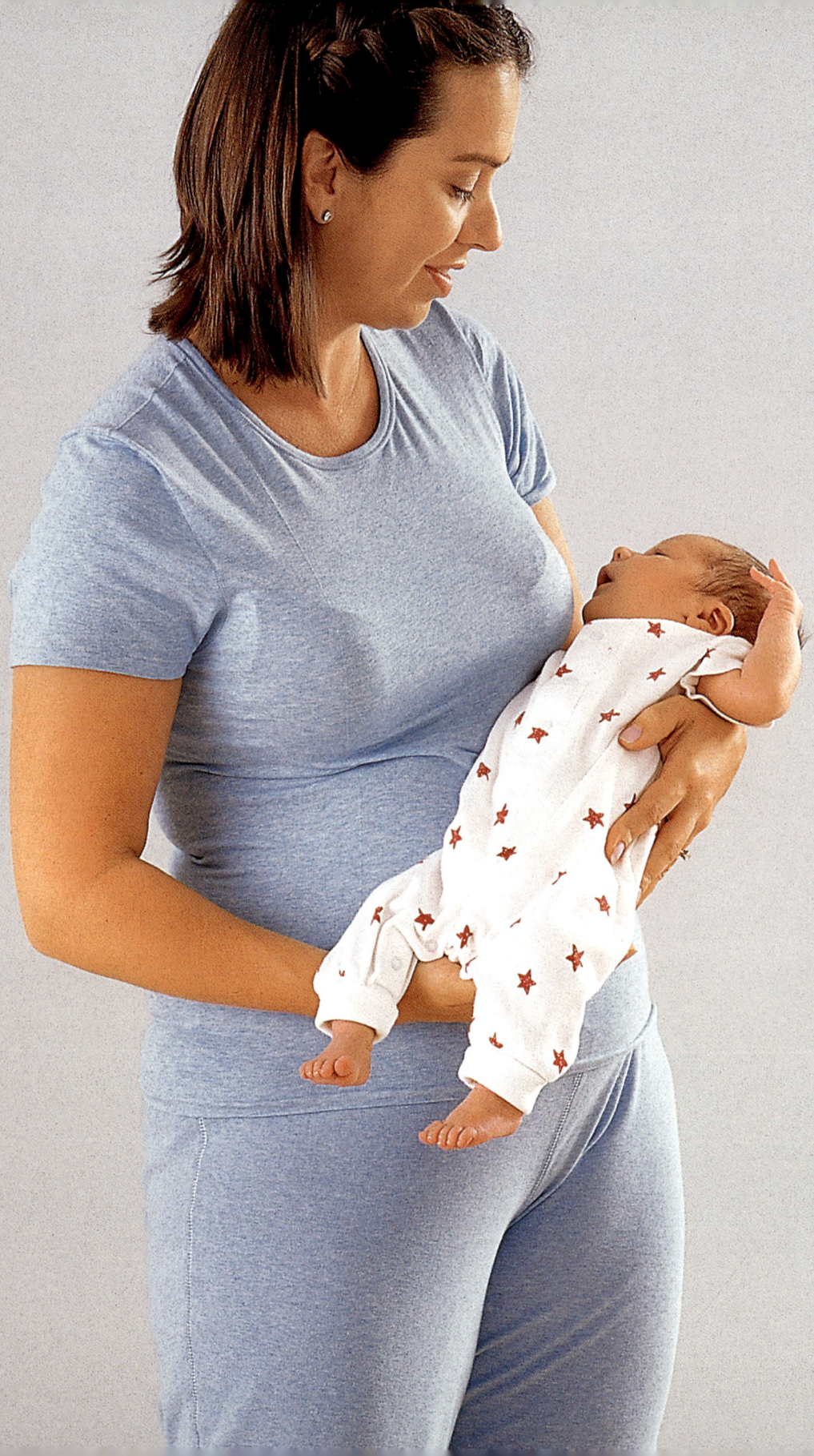

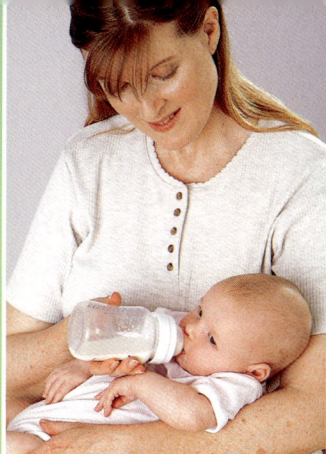

3

第2~12周

　　现在，你已经回到了家里，你应该在照顾宝宝的同时把精力集中在力量的恢复上面。健康的饮食将会在康复期间扮演最重要的角色，并且有助于你减掉怀孕期增加的多余脂肪。此时的你也需要对伤口加以关注，伤口愈合得越快，你也就能越早恢复到孕前的身体状态。每天有规律地锻炼身体，做一些轻柔舒缓的运动，不但能使你的肌肉恢复力量，而且能让你保持一位新妈妈应有的活力。

伤口的护理

虽然你每天都要忙着照看宝宝，并希望通过锻炼来促进康复，但是你同样也应该花点儿时间在护理你的伤口上。到现在，你的伤口已接近愈合，不适感也有所减轻。

了解伤口

这时候的伤口应该逐渐变成粉红色，有点儿湿润的感觉，如果伤口有脓液流出，或出现红肿和疼痛，可能是因为伤口感染了，你应该立即告诉医生或助产士。

用手沿着伤口触摸，你会感觉到一条较硬的纹路，这条纹路会随着时间逐渐变软。伤口周围或许还有麻木感，并且伤口周围的皮肤有些发紧，随着伤口慢慢愈合，触摸深层的伤口甚至也会有这种感觉。

有时，在你活动身体或弯腰去拿东西的时候，发紧的感觉伴随着轻微的拉扯感直至伤口下面，特别是伤口两端的位置。有些妈妈在产后的几年里伤口周围一直有紧缩的感觉，但是并不疼，只是有一道疤痕。如果你在运动的时候感到伤口处有任何的不适，可以在腹部放上电暖袋，或者用温热的毛巾敷在上面。如果伤口在正常的恢复过程中发痒，不要去挠它，这样会让伤口发生感染。当你又开始来月经，你就会发现每当来月经的时候伤口疤痕颜色会变浅。

有时，伤口区域不小心被蹭到或压到，伤口处就会出现小小的血泡。这些血泡有些发黑，摸起来感觉易破，但一般几天后就会消失。

关照伤口

到了去除孕妇绷带的时候，你可以用温水和无刺激性的香皂清洗伤口，然后冲洗干净并轻轻

安全事项

虽然经过了2～6周，伤口处也只有一点儿不舒服的感觉，但是不要试图在此期间搬较重的物体（详见69页）。你最好也不要只过了4周就自己开车，因为如果出现事故，会有大出血的可能。当你的身体完全准备好了（恢复时间不能少于6周）才能有性行为。小心你的伴侣的动作，如果他在上方，会让你的伤口和哺乳期的乳房很不舒服；最好选择他的重量压不到的姿势，例如侧躺式。

地擦干。你可以像往常一样经常洗澡，但是切记每次要用无刺激、没有香味的香皂清洗伤口。洗完澡后，一定要揾干伤口，穿上宽松的衣服。

如果你有些胖，就更需要注意你的伤口。伤口被垂下来的多余皮肤遮盖的时间太长，会导致伤口感染。你需要在散步锻炼时，尽量站直，让伤口接触到空气，促进它更快地愈合。

如果你睡觉的姿势会压到伤口，你可以用软枕头或靠垫帮助支撑你的身体。软枕头或靠垫也可以在你进行母乳喂养宝宝的时候起到保护伤口的作用。

伤口完全愈合一般需要一年多的时间。随着时间的推移，伤口的疤痕也会变淡。有一点需要你的注意，至少在产后 6 个月内，不要把伤口暴露在日光下。

什么情况应该去看病

如果伤口本来已经停止流血，但又有血流出；伤口弄湿了你的衣服，每隔几小时你都得换一件衣服；伤口处变成鲜红色——有以上情况出现时，你就应该去看医生了。如果伤口处发生剧烈疼痛，或变红、肿胀，溢流出异常的液体，这时候你必须马上去医院治疗。

自然疗法

这里介绍的几种辅助治疗，能帮助你缓解伤口的不适感，并促进伤口的愈合。

○ 巴赫花精疗法　急救花精和圣星百合花精有助于缓解伤口的疼痛，让你感觉舒服一些。每天在水中滴入几滴，清洗伤口数次（花精是从花朵中提取的有效成分）。

○ 山金车酊（局部镇痛药）　在一杯水中滴入一滴，每隔两小时擦拭伤口，缓解伤口周围的擦伤或肿胀。

○ 熏衣草精油　在沐浴的时候，在洗澡温水里（切记不要过热）滴入4滴熏衣草精油，混合好后，泡澡10~15分钟，可以帮助伤口愈合。

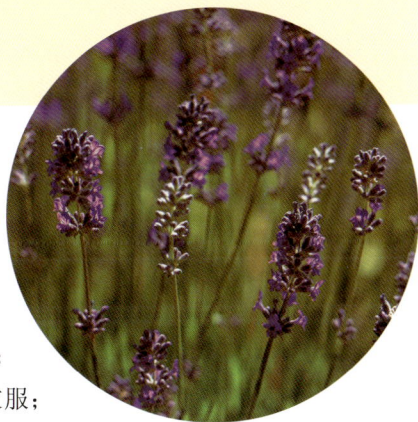

健康的饮食

现在，你需要更加注意日常饮食以促进产后的康复。健康的饮食会对身体各方面的康复有很大的帮助。如果你选择母乳喂养，健康的饮食也可以帮助你为宝宝分泌足够多的母乳。有些妈妈在剖宫产后，过于担忧自己的饮食方案，事实上，没有必要。因为此时，放松心情并且把精力集中到康复上，才是最重要的事情。

确保足够的乳汁分泌

补充水分
除了水和果汁，喝点儿花草茶和水果茶，这些都是既新鲜又不含咖啡因的健康饮品

社会上存在很多有关母乳喂养的说法，聪明的你应该对此持审慎的态度。这些未被证实却流行的言论包括：为了分泌母乳，你必须喝牛奶；你不能吃大蒜和洋葱；你不能吃咖喱或者辛辣的食物，而且每天必须喝至少12杯以上的水。事实上，科学研究证明，不同地域母亲的饮食习惯，对于她分泌乳汁的质量和营养成分的影响是非常小的。

有些国家的母亲，例如在意大利，人们认为大蒜能让婴儿停止吃母乳，因为大蒜改变了乳汁的味道。而来自印度的妈妈们却认为这种方法实际上对喂养宝宝有帮助。其实，关键在于妈妈要摄取不同种类的食物，并且确保在食谱中有足够多的新鲜水果和蔬菜。这将使母亲摄入丰富的维生素，并且通过乳汁，让宝宝尝到不同的味道。

然而，无论如何你都要牢记，你每天需要6～10杯，每杯250毫升的饮品，这些饮品必须是经过检验合格的健康饮品，例如水、牛奶和果汁。你也许会发现，当你开始哺乳时，很容易感到口渴。渴了才喝水，是按照身体的"警示"补充水的方式。另一种考察饮水量是否足够的方法就是检查尿液。如果小便的颜色呈淡淡的金黄色，那么就说明你摄入了足够多的水量。但是，如果颜色发暗，并且有刺激的气味，说明你处于缺水状态，需要增加水分的摄入。如果你采用母乳喂养，那么每天还需要额外补充

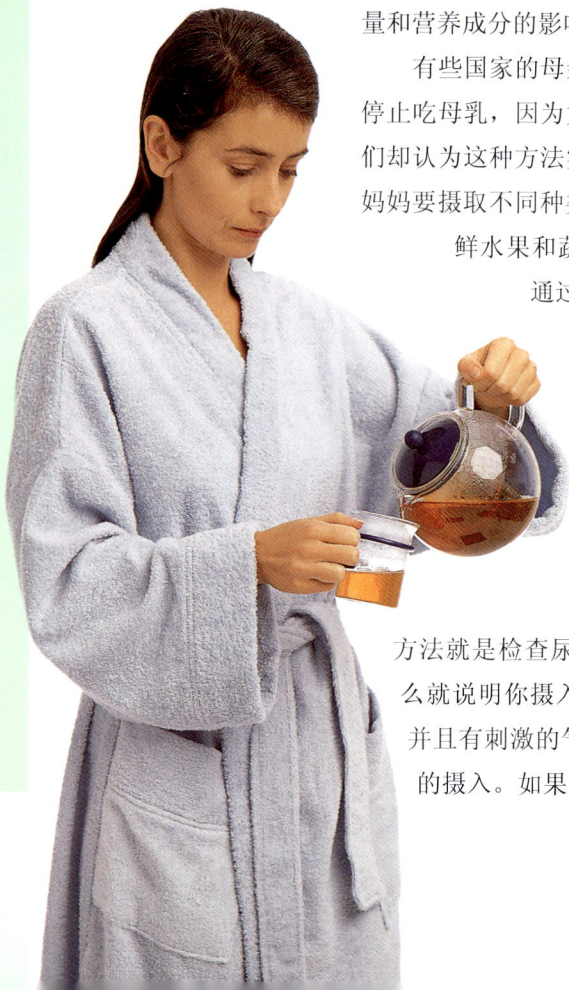

450～550卡的热量。母亲热量的来源，一部分来自于怀孕期间所积累的脂肪，其余部分将从营养搭配合理的正餐与零食中获得。

酒精与咖啡因

酒精会通过乳汁传递给宝宝，其浓度几乎与你喝酒时一样。所以你必须控制酒精的摄入量在最低限度，也就是说每晚最多喝一小杯葡萄酒或啤酒。而咖啡因则会积累在宝宝的体内，可能导致烦躁与易醒，影响睡眠，所以妈妈每天喝茶或者咖啡不要超过1杯。一些软饮料中也含有咖啡因，请注意成分标签上的说明，不要让你每天摄入的咖啡因超过200毫克。

素食主义者的饮食计划

作为一个素食主义者，需要特别注意自己的饮食，保证自己在哺乳期间获取足够多的营养物质。作为一个以宝宝为中心的守护者，哺乳期间钙的需求量会急剧增加，如果不摄入足够的奶制品——主要的钙质来源——那么就需要吃大量的马铃薯、甜玉米，或者暗绿色叶子的蔬菜，如菠菜，还有坚果、豆制品和全谷类面包等。你也可以服用维生素B_{12}和钙元素的补充剂。

过敏症状

如果你的家族有过敏史，母乳喂养对于宝宝将具有重要意义。母乳是宝宝最不容易产生过敏反应，同时也是最易消化的奶类食物。然而，如果你发现，在你吃过某些食物后，吃奶后的宝宝变得焦躁不适，你应该在接下来的几天内停止吃这些食物，观察宝宝的症状是否有改善。一般在进食后，经过4～6小时的消化吸收，所吃

母乳喂养的母亲每天需要额外补充的营养：

（增加的百分比是通过与未进行哺乳的母亲比较得出的）

营养物	每天	增加的比例%
热量	500卡	26
蛋白质	11克	24
维生素B_1	0.2毫克	25
维生素B_2	0.5毫克	45
尼克酸	2毫克	15
维生素B_{12}	0.5毫克	33
叶酸	60微克	30
维生素C	30毫克	75
维生素A	350微克	58
钙	550毫克	80
磷	440毫克	80
镁	50毫克	19
锌	6毫克	86
铜	0.3毫克	25
硒	15微克	25

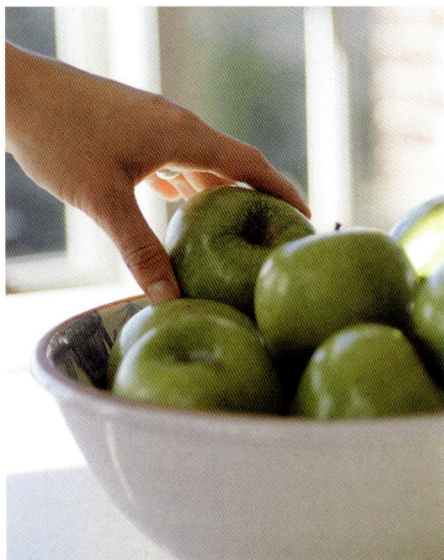

水果早餐

切一些新鲜的水果，搭配谷类食物一同食用，是给你的饮食里添加维生素的捷径

的食物就会对母乳造成影响。

母亲摄入的食物有可能影响宝宝，使宝宝产生烦躁的情绪和绞痛感，这些食物包括芸薹属植物，如卷心菜、西蓝花，还有柑橘类水果、葡萄和巧克力也可能造成不同程度的影响。如果宝宝出现与牛奶有关的失调症状，那么母亲最好完全避免食用其他奶制品。如果有上述情况，你最好咨询医生或营养师。

维生素的补充

如果你在怀孕期间已经补充了一些维生素，那么你可以在哺乳期间继续使用，补充一点儿铁元素也是一个不错的选择，但是这需要咨询医生后再做决定。如果你用奶瓶喂养宝宝，也需要补充这些元素。如果你有缺铁的症状，在你的饮食中，应当加入大量的深绿色多叶蔬菜。喝一杯橘汁，可以帮助你补充维生素C，还有助于在进餐时从蔬菜中更好地吸收铁元素。在日常饮食中，如果你已经摄入大量富含钙质的食物，那么你就不需要额外补充钙了。

食物的选择

目前，最重要的事情就是健康营养的膳食，你还需要每天保持5份水果和蔬菜的摄入，并且保证每天按时吃3次正餐。请不要从每顿正餐中挑出一些蔬菜或者从早餐和晚餐中挑出一片水果，你应该多吃这些食物。

与此同时，你也应该多吃乳制品以及富含鱼油的鱼肉、瘦肉，还有各种蔬菜，以及扁豆、黄豆等豆制品，还有坚果和全麦谷物食品。如果你吃零食，就需要确保这些食品的安全（详见66页），不要吃太多的甜点、烘焙食品以及糖果。

母乳喂养有利于减肥

在母乳喂养时，你体内的热量会消耗得更加迅速，采用母乳喂养的妈妈相对于采用其他喂养方式的妈妈，每天消耗的能量要多出800多卡，所以只要你坚持合理的饮食模式，你会很自然地达到减肥的效果。

为哺乳妈妈们制订的食谱

接下来介绍的食谱包含了母乳喂养所需的基础维生素和矿物质，不但能让你享受美味，同时对你的健康也大有裨益！其中大部分菜谱也适合素食者。

早餐

最好用营养丰富的谷物作为早餐主食，它们含有丰富的叶酸和铁元素。在早餐中添加一些新鲜水果、杏脯。你也可以吃一片全麦面包，抹上你喜欢的果酱，或者搭配煮鸡蛋、荷包蛋、炒鸡蛋，任选一种和全麦面包一起吃。再喝一杯果汁或牛奶让早餐完满结束。

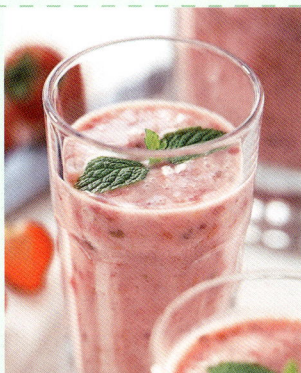

午餐

三明治是一个不错的选择，做起来既快速又美味，也健康，还能吃饱。你可以尝试用不同种类的面包做一个开放式三明治，例如夏巴塔（译者注：一种带脆皮的意大利面包）或比萨面包，在上面撒上你最喜欢的调味料。或者做一份意大利面或蒸粗麦粉，拌入蔬菜沙拉，例如红色或黄色甜椒。还可以加入富含营养的食物，例如肉丁，或者撒一些切碎的坚果。最后，再来一份新鲜的水果沙拉。

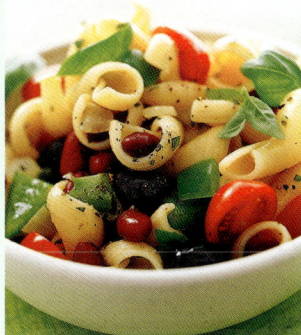

晚餐

可以包含各式各样的食物，如肉类、鱼类和其他含蛋白质丰富的食物（扁豆和黄豆），以及碳水化合物和蔬菜类。你也可以用平底锅煎炸鸡胸脯，再配以西蓝花和土豆泥，还可以用烤金枪鱼搭配烤土豆，外加蔬菜沙拉或伴有清蒸豆腐、甜豌豆和黄甜椒的意大利面。到了晚上，你还可以再享受一顿夜宵，保持你的身体有足够的能量。试试酸奶搭配水果，或者小糕点。

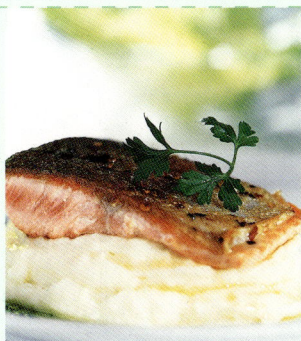

不管你是否在母乳喂养宝宝，不必太注重减肥这件事，尤其是在产后最初的两个月里，你还有好多其他重要的事情要做。不论在什么情况下，你都不要尝试急速节食或吃减肥药物，这会让你很难坚持长期减肥，而且会让你更加疲惫。

如果你制订了健康营养的饮食方案，能够按时做一些舒缓的运动，身体多余的脂肪会自然消失。请记住你至少需要10~14个月的时间才能完全恢复体力和精力，虚胖的身体才会恢复到正常的状态。有些女性想要加快恢复的速度，但这只是一个美好的愿望。如果你设定的目标是虚无缥缈的"我要赶紧回到穿短裤慢跑的日子"，在短短的6周内，这样的目标只能给你带来更多的压力，而且也会让你的身体受伤。母乳喂养到了3个月的时候，如果你的体重停止减轻，你可以减少热量的摄入，每天减少100卡热量——每天的总热量摄入不要低于1800卡——并且有意地增加运动量。

要是你发现自己的体重减轻得过快过多，最好咨询一下医生，因为脂肪新陈代谢产生的毒素会进入乳汁。

如果你未给宝宝哺乳

一旦你在术后可以下床走动，并且觉得术后恢复得不错，你就可以把每日的热量摄入减少到怀孕前的水平，每天大约只摄入2000卡的热量。不过，即便你没有用母乳喂养宝宝，健康的饮食也十分重要，千万不可急速节食。由于你经历了大型的外科手术，你需要丰富的营养才能保证身体完全康复。

富含营养的小吃

为了保证丰富多样的维生素摄入，你可以每天吃一些以下的食物：

* 坚果是使人精力旺盛的食物——腰果里含有丰富的铁元素，杏仁里含有钙。
* 白瓜子和葵花子含有蛋白质和锌元素。
* 新鲜的水果含有丰富的维生素C，不仅帮助身体吸收其他食物里的铁元素，而且提供丰富的植物营养素。
* 水果干，例如无花果、西梅和杏脯都是既好吃又便捷的小吃，它们都含有铁元素、纤维素和钙质。
* 全麦面包可以给你的身体提供能量、维生素B、铁元素和一些钙质。
* 富含谷类的早餐包含了丰富的维生素和矿物质。
* 美味的酸奶和奶酪含有钙质。

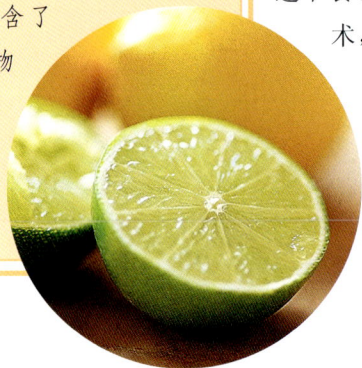

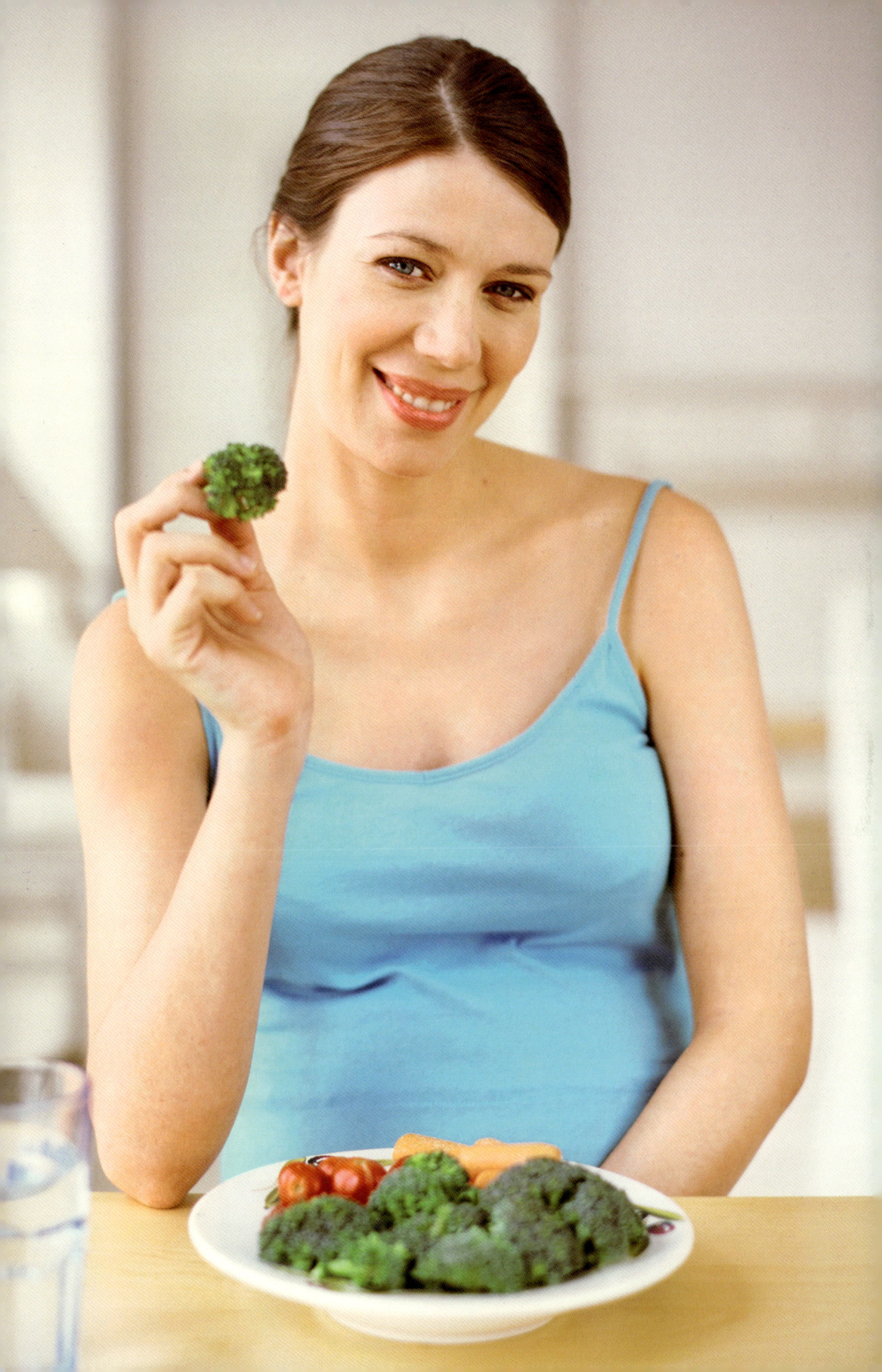

第2～6周

现在，你已经回到家中安顿下来，可以开始每天做一点儿运动。这时候你的宝宝可能还没形成有规律的生活习惯，所以你也不可能有。但是，不要让这种状况使你感到困扰，你并不是非得形成一个井井有条的作息时间。你每天可以只做简单的运动，哪怕只是每隔几天活动一下，不论在哪里、何时做，只要能适当运动就好。如果你连续好几天都没有做运动也没有关系，不要给自己施压，责怪自己。你能做多少就做多少，不需在乎时间长短，你只要记住，任何一点儿小的运动从长远来看，都会让你受益颇多。

克服松弛激素的影响

松弛激素已在你怀孕期间影响了细胞间的结缔组织，而且如果你用母乳喂养宝宝，松弛激素仍然滞留在你的身体里。这种激素将你的软骨组织、韧带以及肌腱软化、变松弛。它的作用在于松动连接骨盆之间的关节，这样宝宝就可以相对轻松地从母体娩出。然而，松弛激素也对其他部位的关节有影响，使你的背部、骨盆等部位不那么牢固。

保护骶髂关节

产后主要受伤的部位是骶髂关节，位于骨盆连接骶椎的连接处。要是用手指沿着你髋部侧面骨头的边缘曲线向后摸，你将会发现有两处小凹陷，这就是骶髂关节。你尤其要注意保护这个部位。

不要做踢腿的动作，也不要长时间只有一条腿受力站着。当你需要蹲下的时候，慢慢蹲，一定要注意蹲的技巧，这点尤为重要。如果你按照接下来介绍的技巧做蹲的动作，这样不仅能保护你的背部和伤口，而且也会锻炼你的腹部和主要的腿部肌肉。

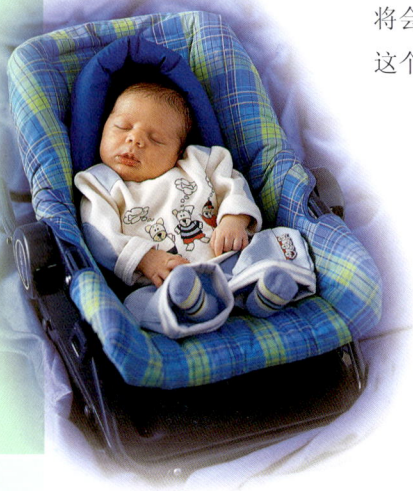

正确的抱起动作

许多新手妈妈受伤的原因是没有采用正确的弯腰技巧。妈妈受伤通常是由于弯腰抱起放在床上或地板上的宝宝，或者给宝宝换尿布，由于猛地一下抬起身体，损伤了关节。

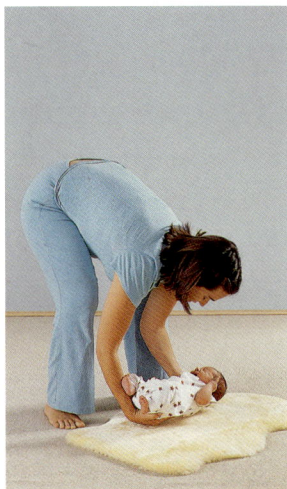

1 首先，尽量站到离宝宝或你需要拿起的物品很近的位置。重心必须均匀地分布在两只脚上。弯曲身体到蹲坐的姿势时，臀部慢慢向后坐，并且背部、肩膀到臀部都在一条直线上，上半身向前倾斜，然后伸出胳膊，抱住宝宝（或拿好物品）。

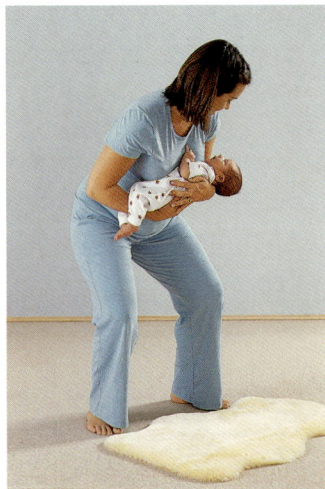

2 利用胳膊的肌肉力量，将宝宝抱起来。缓慢抱起的同时，收紧腹部和盆底肌。

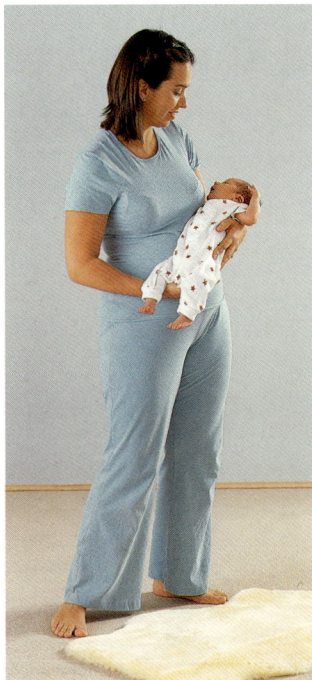

3 最后，上半身直立，在腿部和臀部的支撑下，直到完全站直。始终保持腰背部平直。

重获腹部曲线

你一旦从分娩创伤中恢复过来，或许你最关心的问题就是你的身材，担心你是否能恢复到以前的模样。幸运的是，如果你从现在开始适当地锻炼腹部，就可以恢复腹部的曲线。

尽管你的腹部肌肉已经被手术刀切开过，但是此时的伤口基本愈合，所以只要持之以恒，坚持锻炼，腹部就可以重新变得结实起来。对于留下的疤痕则另当别论。如果你在这些年里增重了很多，你会发现伤口周围的皮肤有往外突出的趋势。所以，你现在的目标就是控制你的体重，并且尽量锻炼你的腹部肌肉。

腹直肌分离

在开始锻炼腹部肌肉前，你需要检查你的腹部肌肉是否完好。发生腹直肌分离，有可能是因为随着宝宝在肚子里的生长，位于腹部中间的腹直肌脱离了中心，腹部肌肉被拉伸分开。这可能发生在怀孕的时候，所以剖宫产手术也不一定是发生腹直肌分离的真正原因。

有部分女性会出现腹直肌分离，这不算是一个普遍的病症。它可能发生在怀孕期间，由于腹部肌肉太紧而不能被拉伸，或者因为在怀孕前的过度运动而引起。然而，在产后早期，我们要对腹部康复锻炼的技巧做少许调整。如果腹直肌分离发生，不必过于担心，裂缝一般会随着康复的进程而逐渐闭合。但是，肌肉裂缝闭合后，也需要锻炼腹部肌肉的力量。在做腹部练习的时候，针对腹直肌分离，要遵循正确的锻炼方法，以确保肌肉间的缝隙不会被再次拉开。

安全事项

针对腹直肌分离的锻炼技巧可用于早期的腹部锻炼。尽管在理论上，腹部肌肉间的缝隙应该在数天后愈合，但是，有时候这一过程会需要更长的时间。你不可能通过身体的动作将肌肉对接在一起，然而可以确定的是，锻炼腹部不会使情况变糟。

腹直肌分离检查

虽然在出院之前，医生应该进行这项检查，但如果没做这个检查，你最好在做体育运动前，自己用下述方法检查一下。

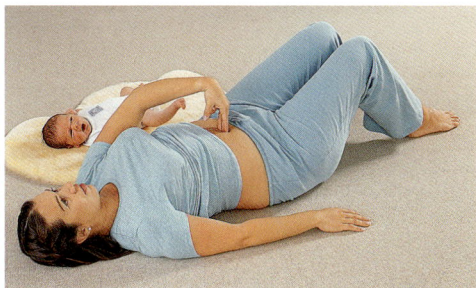

1 首先平躺，双膝弯曲，双脚掌着地。用一只手中间的3根手指水平放在肚脐下方。

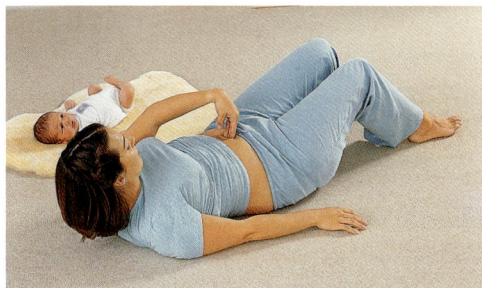

2 用手指轻轻按压的同时，抬高头部离开地板，如果没有腹直肌分离，那么手指下方可以感受到肌肉的紧缩和抵抗感；如果手指两侧有紧缩感，中央柔软，则提示可能有腹直肌分离的可能。

腹直肌分离

腹部最外层的肌肉叫作腹直肌，位于腹前壁正中线的两旁，在正常怀孕的过程中会被拉伸。但是，如果它们分离，脱离中线（中央韧带或腹白线），这种脱离就叫作腹直肌分离。缝隙有一指或两三指宽。运动的时候，应该促使缝隙闭合而不是加大缝隙，这一点尤为重要。

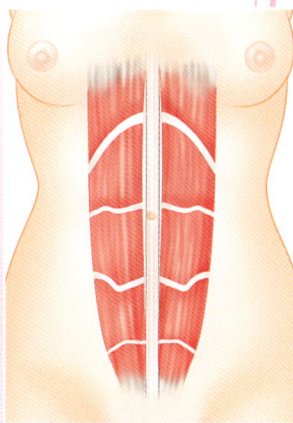

抬头动作

　　如果没有腹直肌分离，做屈膝抬头，有助于收缩腹部的肌肉，让腹部恢复健美，但是你需要慢慢做，第1步是抬头。

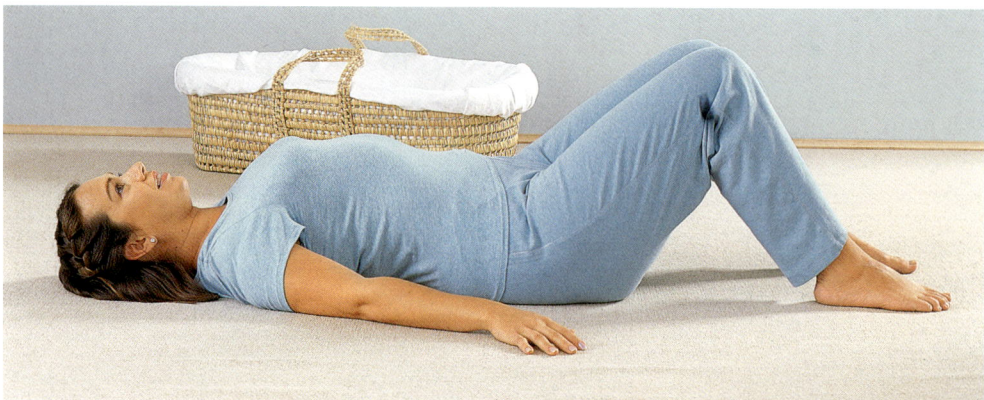

1　你需要穿暖和一些，但衣服不要过紧，平躺在地板上，双膝弯曲合并，双脚掌着地，双手放在身体两侧。

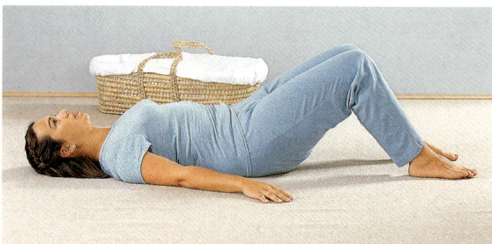

2　先做抬骨盆的动作，下背部用力贴地，这个动作能够锻炼骨盆和腹部肌肉。

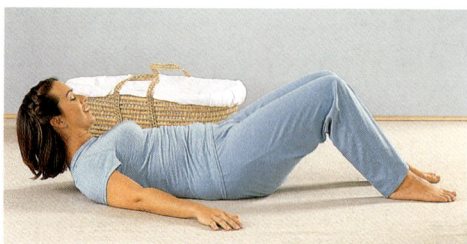

3　抬起头，集中注意力收缩腹部。眼睛朝腹部看，这样你就可以看见并感觉肌肉在运动。这个动作保持2～3秒钟，然后放松。在抬头时，你要感觉到腹部肌肉在收缩才行。只要没有不适的感觉，尽量多做几次，但最好不要超过10次。

腹直肌分离情况下的抬头动作

　　如果你有腹直肌分离，那么在平时坐起时，动作随意或过猛会使病情变得更糟。你需要注意动作要缓，坐起来时要慢。可选择下面的一组动作，做8～10次。

手指推挤法

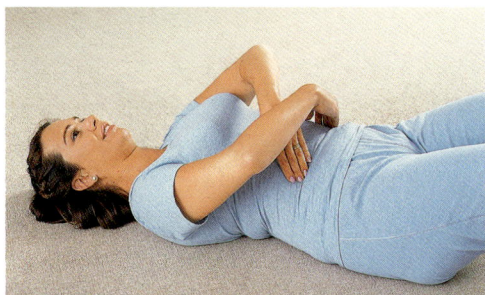

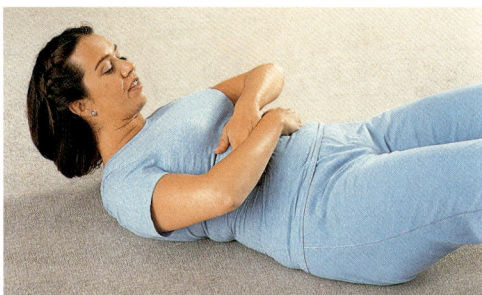

1　平躺并弯曲双膝，双脚着地。交叉双手放在腹部两侧，下背部贴地。

2　如72页第3步一样抬起头，在抬起头的同时，用手将腹部两侧向中间推压滑动。然后，慢慢地降低头部，同时放松双手。

拉紧衣袖法

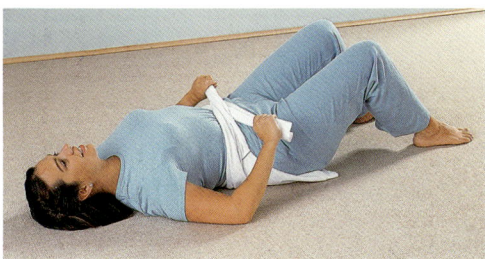

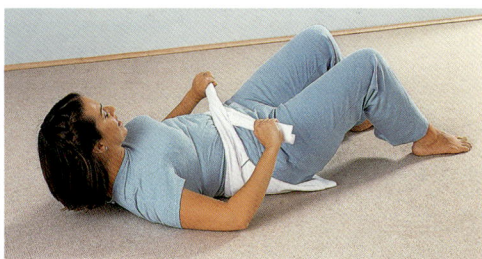

1　这是另一种防止你在抬头的时候加大腹直肌裂缝的方法。将长袖衫垫在下背部下面，两袖交叉置于腹部上。然后平躺，双手各抓住一只袖子。

2　如72页第3步一样抬起头，在抬头的同时，双手向两侧拉紧袖子。此时正在收缩的腹部肌肉得以保护，并且使其收缩聚拢。当头部恢复原位时，放松双手。

转动双膝

膝关节的运动和产后第 1 周时差不多，但不同的是你需要让双膝完全着地。转动双膝时，先放松腰部，这也有助于拉伸大腿肌肉。

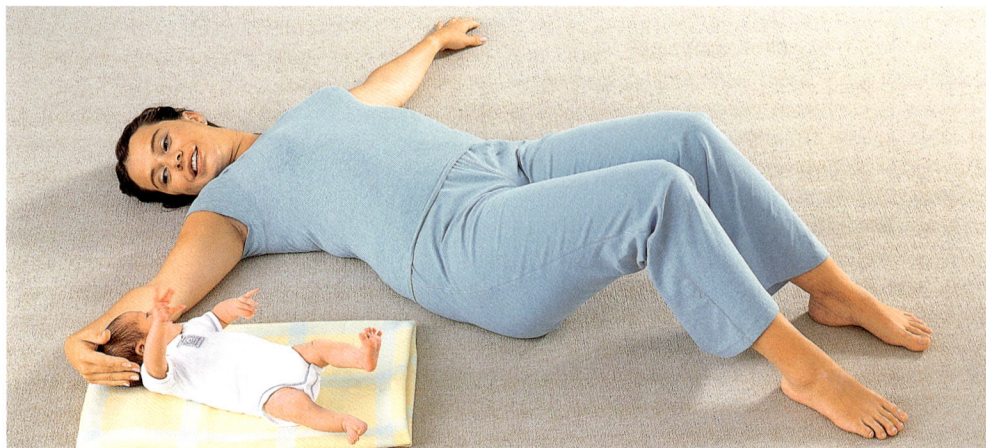

1 首先，平躺并弯曲双膝，双脚着地。将双臂贴地并伸展，置于身体两侧。

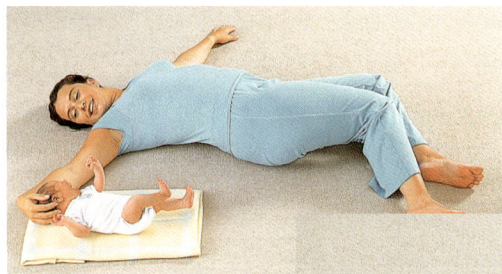

2 现在将双膝缓慢地倾斜到身体一侧，双臂保持伸直状态以控制身体平衡。你会感觉到下腹部和伤口周围有轻微的拉伸。如果感觉到了，保持这个姿势几秒钟，适应一会儿这种不适感。

3 双膝复位，然后转向另一侧。向每侧转动4次。

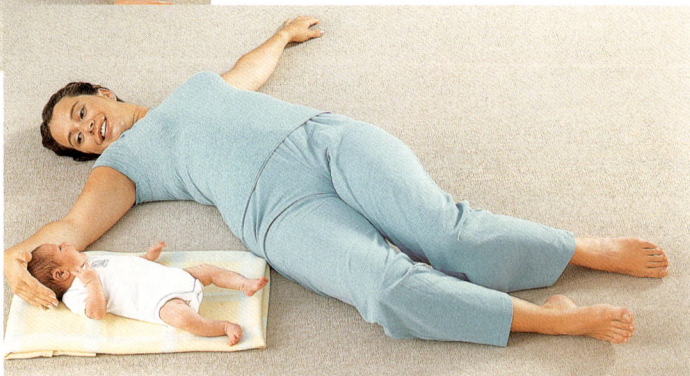

环抱双膝

　　这个动作将会帮助你放松全身并使上半身得到锻炼。此外，还能起到很好的拉伸腰背部的作用。如果你的爱人可以帮助你按压双膝，让双膝更加贴近你，这个动作的效果会更加好。

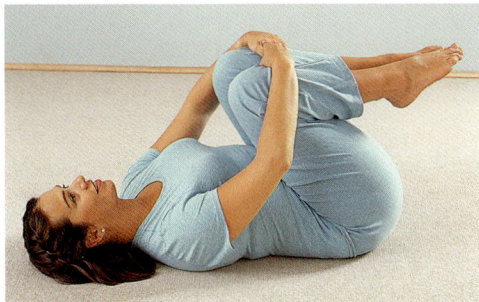

1　平躺并将双膝抬起至胸前，用双手环抱双膝，均匀地呼吸。

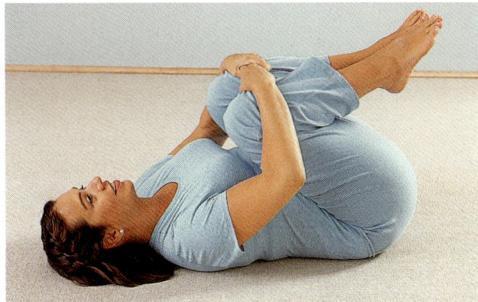

2　在呼气时，双手用力将双膝拉向胸部，重复8~10次。

膝下环抱法
如果你发现还不能将双膝贴近你的胸部，另外一种简单的做法就是将双手环抱在膝关节后面，按压双膝，尽量朝头的方向靠近

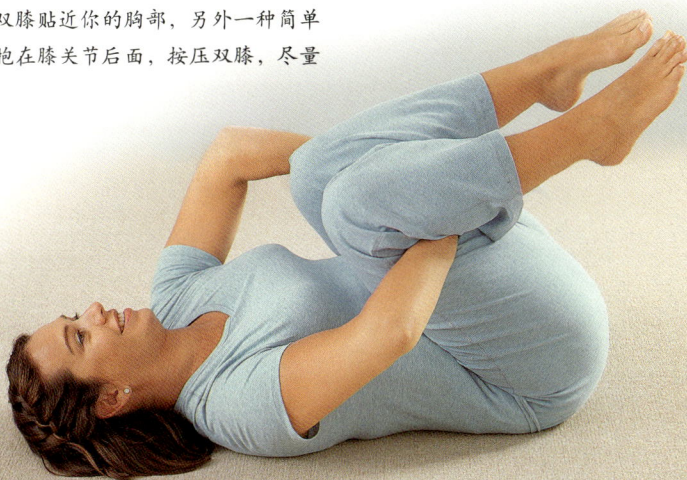

腿绕圈

这个动作主要锻炼骨盆，并且对下腹部有一定的锻炼。保持腰背部一直贴地，这样也会锻炼腰背部。

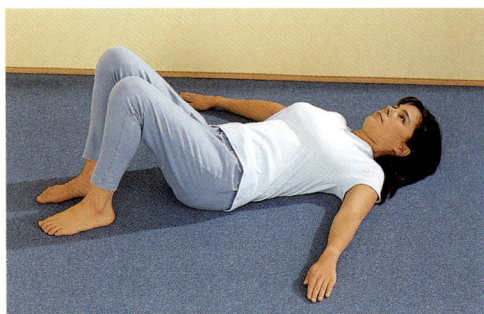

1 平躺在地板上，双脚着地，双手放置在身体两侧以保持身体平衡。

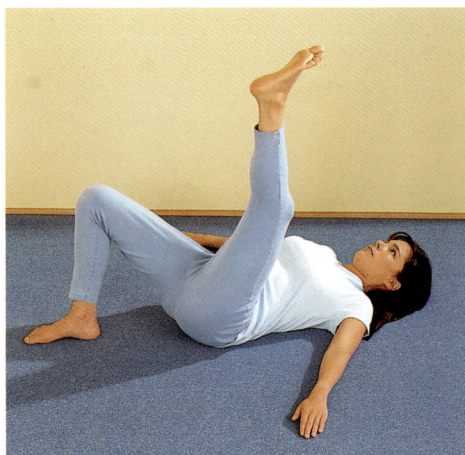

2 抬起一条腿，脚朝上，在空中用脚慢慢地画圈。最好画大圈8次，然后换另一条腿再做。

另一种做法
腿先抬到一半高度，然后将腿抬高，再放下，重复此动作。在抬腿时，要能感觉到腹部肌肉在绷紧

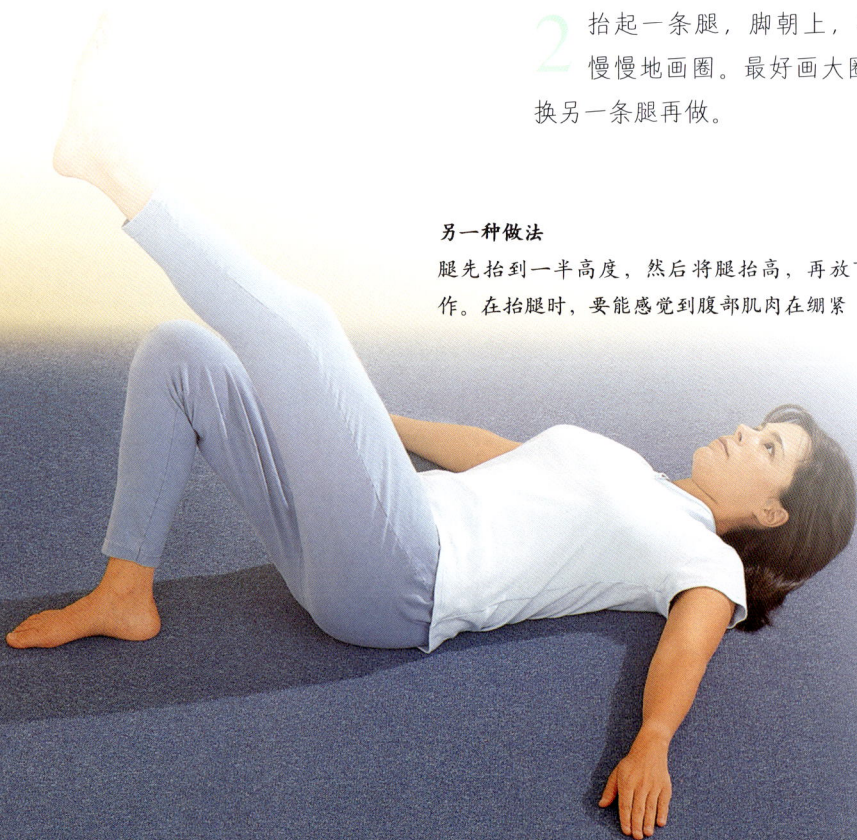

抬腿运动

如果你已经能够做腿绕圈的动作，那么可以进行以下动作的练习。这个动作是锻炼髋关节屈肌（胯部前面的肌肉），同时也能够锻炼腹部。

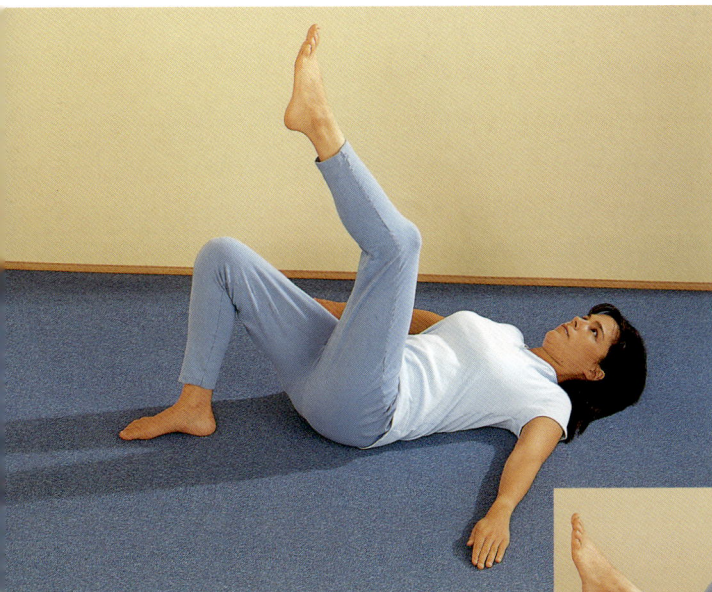

1 平躺在地板上，抬起一条腿（和腿绕圈动作的高度一样），尝试将腿和脚完全绷直。

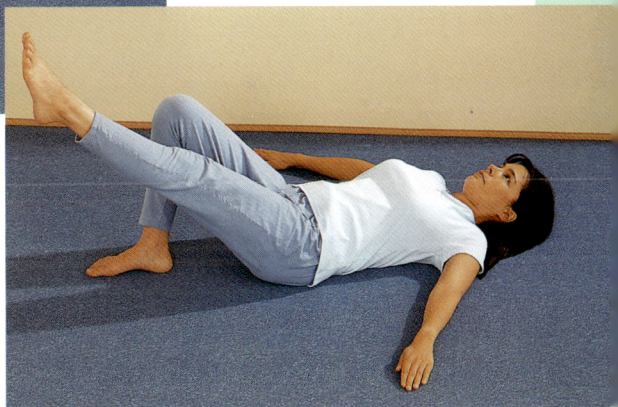

安全事项

如果你用力伸直脚面或收缩肌肉，可能会发生肌肉痉挛。如果发生肌肉痉挛，停止做动作，并用双手按摩痉挛的肌肉，帮助肌肉放松。然后，轻轻拉伸痉挛的肌肉，并用手掌轻轻地摩擦受累及的部位，促进血液循环。

2 随着腿的拉伸，用手支撑身体平衡，然后让腿慢慢落地，同时确保后背部紧贴地面。放下腿稍作休息后，重复此动作。每条腿各做8次。

第7~12周

　　随着身体的逐渐康复，你会感觉到自己比以前更有力量，并且可以做更多的练习。每次开始锻炼时，你可以将前几周学做的动作作为热身，然后循序渐进地增加下列项目。到产后3个月时，你将会轻松地完成这些动作。

善待自己

　　如果你昨晚为了照顾宝宝，没有睡好，或许就不想做40分钟的运动了。只要尽力而为，做力所能及的就已足够——即便只做5分钟的运动。不要小看这5分钟，坚持每天做5分钟运动，也会大有不同，而且你一旦熟练了，将可以适应更长时间的运动。

眼镜蛇式动作

　　这个动作主要是为了拉伸你的上身，而且可以锻炼腰椎。如果你感觉腹部的伤口轻微拉伸，也不用担心。

　　首先腹部贴地，用手支撑起你的上身，将双臂撑直，后背呈下凹的弓形，保持这个姿势几秒，每次锻炼时重复8次这个动作。

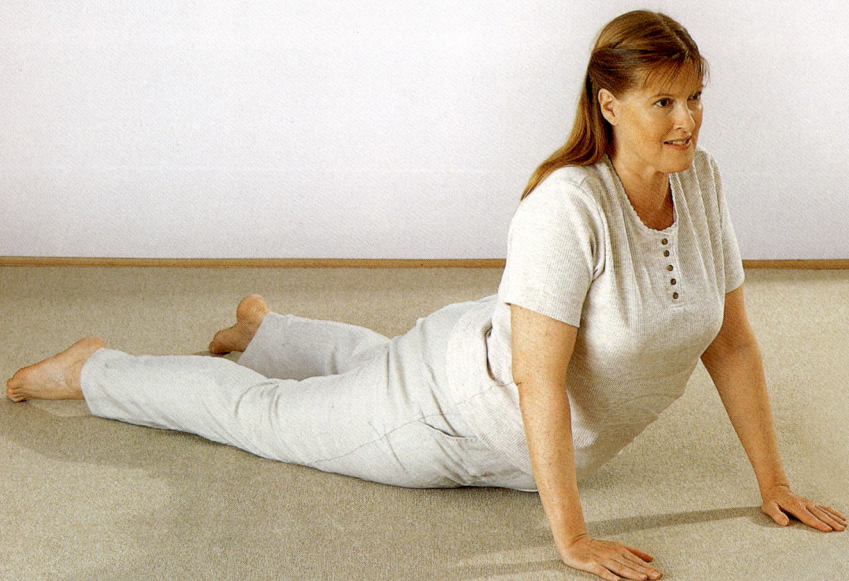

后背运动

这套动作有助于拉伸后背，是产后恢复的重要动作。在怀孕期间，你的后背承受了过多的压力和负担，而且韧带在身体释放松弛激素的影响下变得柔软，所以有可能导致背痛，加上腹部日益突出，很多涉及背部的动作都做不了。

现在，可以再次引入一些加强背部力量的恢复运动。但是，可能不会很快见效，因为背部肌肉力量的恢复需要时间。但是如果每天坚持做这套动作，你将会发现身体有了变化。对于母乳喂养者，最好喂完宝宝，排空乳房后再做这套动作，会感觉轻松容易些。

伸展运动

这个动作主要锻炼脊柱周围的肌肉——竖脊肌。要是刚开始你不能将头部抬高，也不必担心，随着肌肉力量的慢慢恢复，你将可以完全抬起上半身——包括肩膀、胸部。

趴在地上，双手在背后交叉，接着抬起头和肩膀，尽量远离地面，保持这个动作几秒钟，然后放松，重复8次。

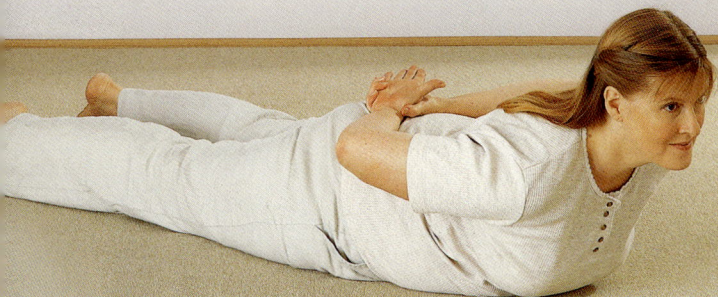

骨盆运动

这套动作将锻炼腹部，并加强上身的力量和对身体的控制能力。这个动作中伸直腿和移动手臂的环节有一定的难度。

1 平躺并弯曲双膝，双脚着地。双手分别放在身体两侧，做8次抬起骨盆的动作（详见45页）。别忘了你需要一边收缩腹部一边将下背部紧贴地面，这样做才有效。

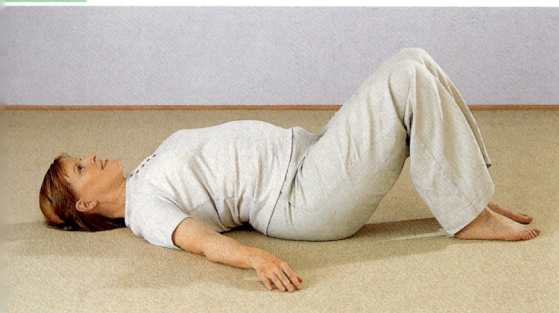

2 现在抬起一条腿，和脚面呈一条直线，另一条腿还是保持弯曲的状态。双手保持平衡，做8次抬起骨盆的动作，然后换腿做。

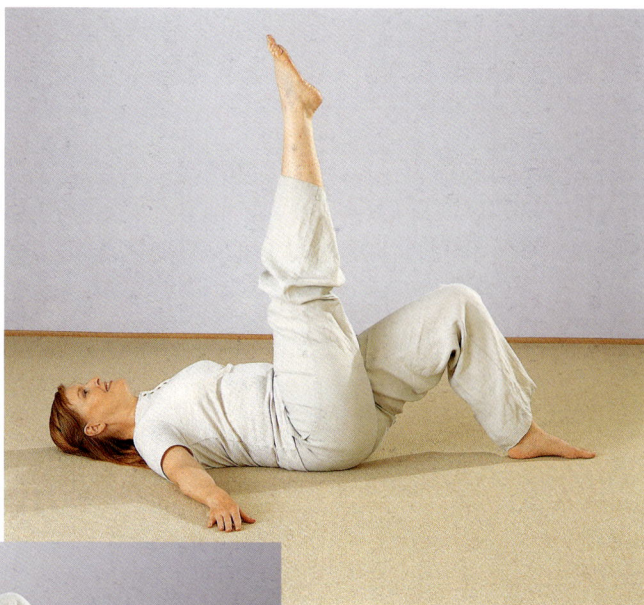

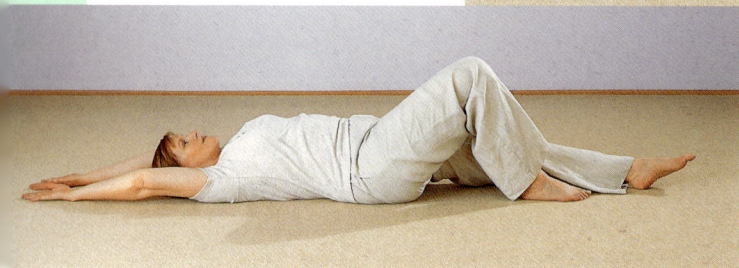

3 最后，弯曲双腿，双臂伸向头的上方，然后做8次抬起骨盆的动作。

轻快的伦巴

伦巴是一种拉丁舞，做这套动作将会帮助你的身体找到协调感，唤醒你的身体，让身体重新变得轻盈起来。如果你的宝宝还没有睡着，你可以抱着他做这个动作。

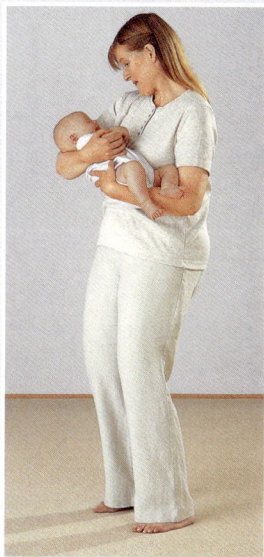

1 站直，双脚与臀部同宽，做抬起骨盆的动作，使臀部向前，然后放松臀部恢复原位。做4次。

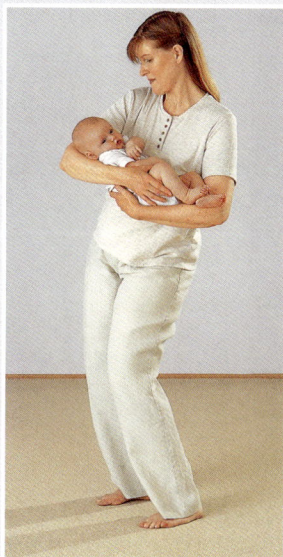

2 用臀部画圈，顺时针画完再逆时针，然后尝试用臀部写8字，先顺时针，再换方向。

3 最后，移动胸部、躯干，和臀部运动的方向相反。坚持做此动作，直到能流畅地完成，如同伦巴舞者。每次坚持做4～5分钟。

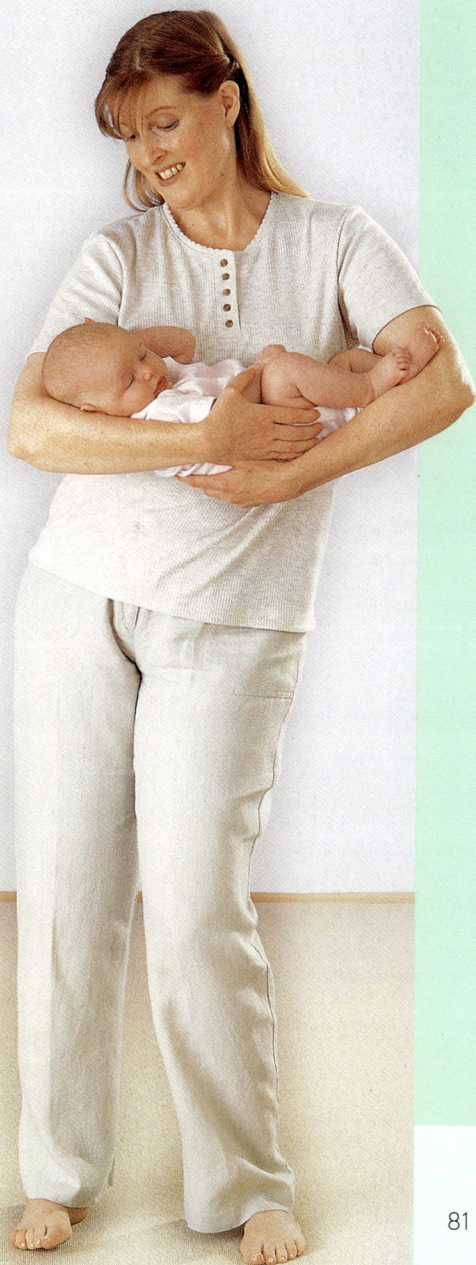

高抬腿

此动作主要锻炼腹部的力量，还有髋关节屈肌——髋关节前侧的肌肉。这些肌肉完成抬腿动作。

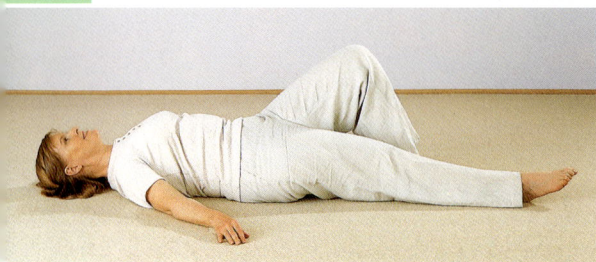

1 平躺，双手放在身体两侧。一条腿弯曲，另一条腿伸直，脚尖绷直，保持收腹。

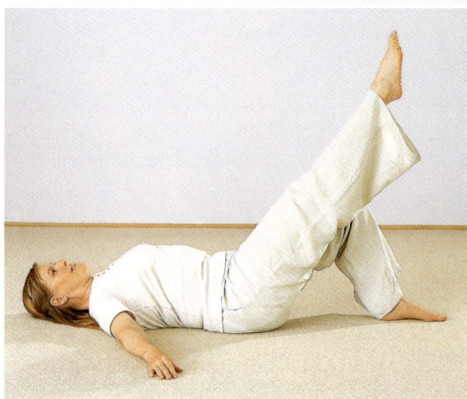

2 将伸直的腿尽可能抬高，然后慢慢放下。每条腿做抬腿动作各8次。

3 换动作，双臂两侧伸展，双腿弯曲，将一条腿弯曲抬至胸前。

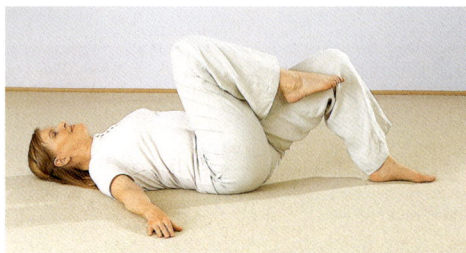

4 将弯曲抬起的腿向上伸直，再慢慢放下，腿一直保持绷直状态。每条腿各做8次。

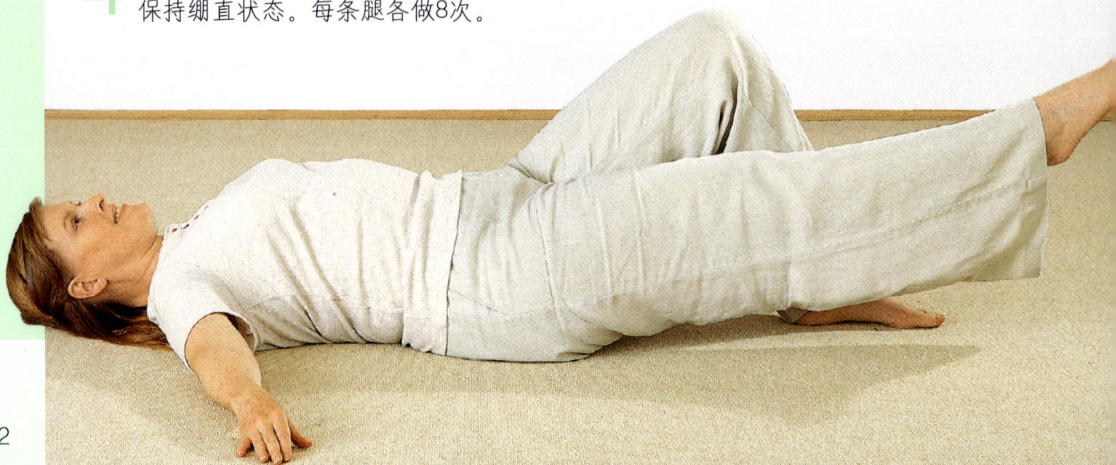

屈身动作

现在你已经准备好做屈身动作，但是在每次抬头的时候要小心一些，而且确保你的肩膀要离开地面，这样你的腹部肌肉才得以收缩。

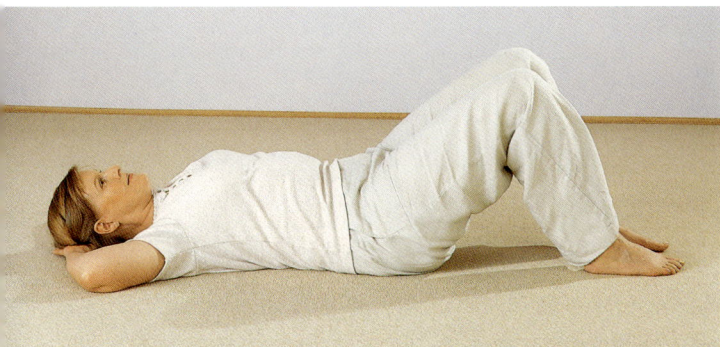

1 平躺，弯曲双腿，双手抱头。先吸气，然后呼气的同时尽量抬高头部和肩膀。

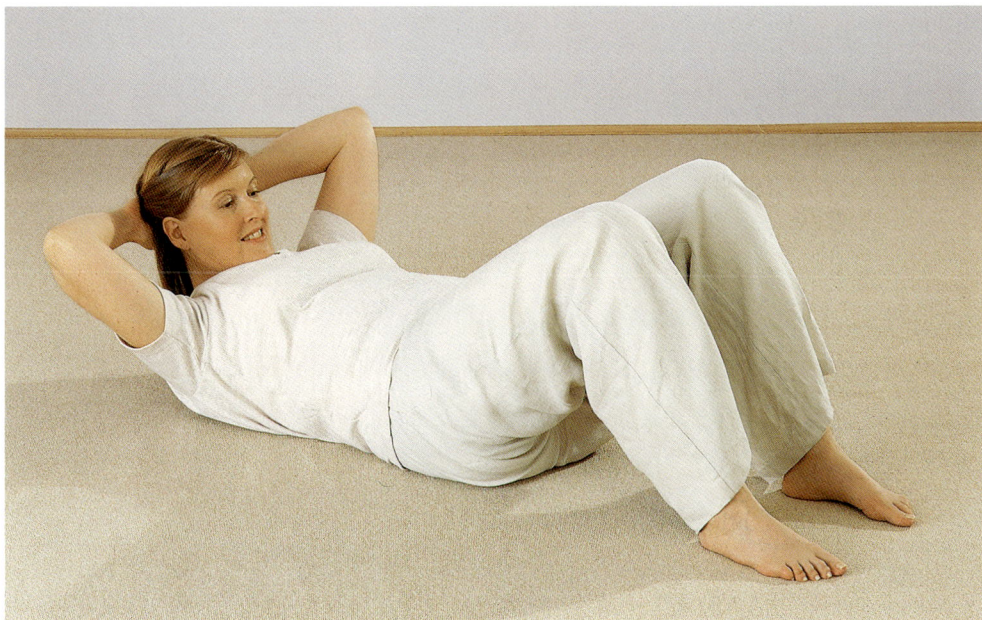

2 视线看向肚脐，保持这个姿势几秒钟，然后复位。当你看到腹部时，尽量不要让腹部鼓起。这个动作慢慢做20次。

蹲起练习

　　这个基本动作是锻炼臀部和大腿的最好练习，而且也是你需要抬起东西（详见69页）时的基本动作。做好这个练习，能避免弯腰带来的损伤危险，并且不会引起背部疼痛，此外，也能够锻炼双腿。

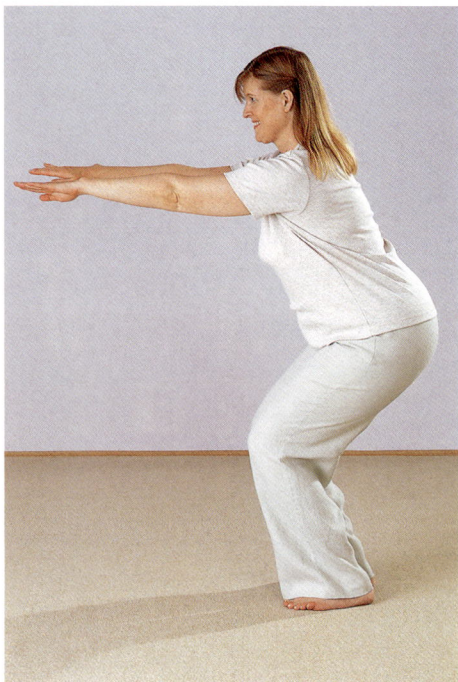

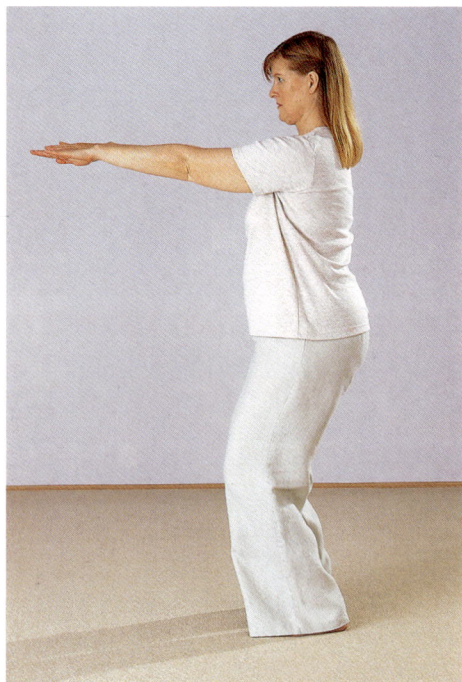

1　站立，双脚与臀部同宽，并使重心平均分布于脚掌。前倾骨盆，收紧腹部。然后伸直双臂，弯曲双腿的同时臀部向后，重心移至脚后跟。

2　保持这个姿势并校正姿势，使臀部到肩膀在一条直线上，同时保持收腹。然后双腿用力，慢慢站起，恢复到最初站立的姿势。慢慢地重复8～10次。

屈膝练习

此练习主要锻炼臀部和大腿，让你的下肢更有力量。做这个动作时，屈膝的程度最好控制在你能承受，并无不适感，在双脚后跟离地之前结束动作。

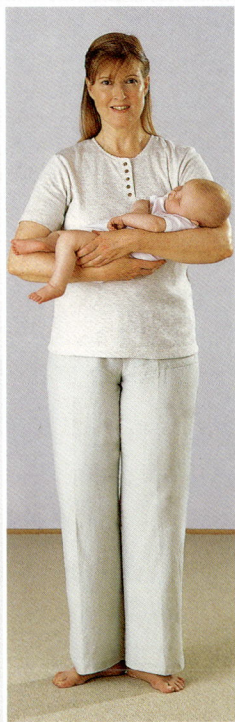

2 慢慢弯曲双膝时，保持收紧臀部。注意力集中在双腿，向外打开，最后膝盖与脚趾在一条垂直线上。然后慢慢站直，恢复到最初的位置。重复8次屈膝练习。完成动作后，抖一抖双腿来放松肌肉。

1 双腿并拢，双脚呈八字形站好——这样可以让双腿尽量弯曲，然后收紧臀部。

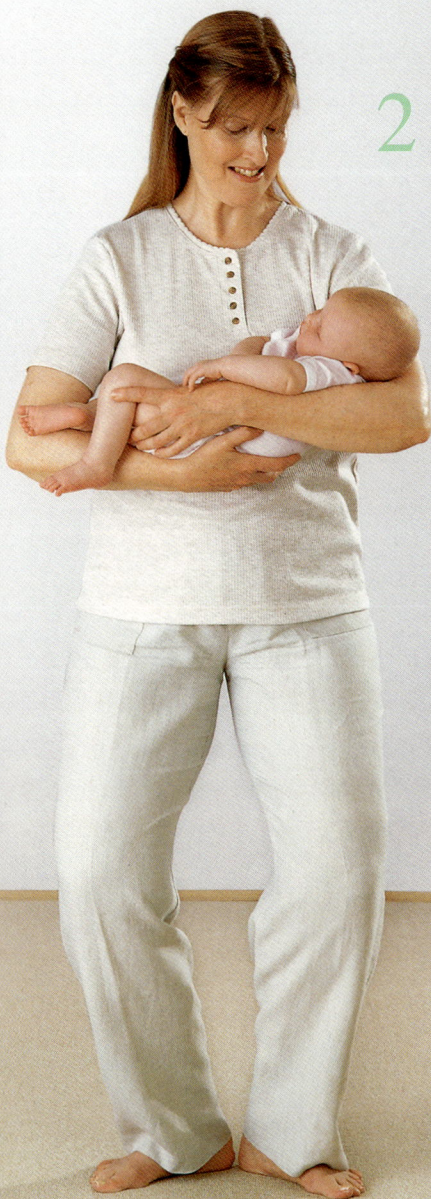

产后体检

　　有些医院会在产后提供数天或数周的跟踪护理，一直到母亲返回医院做产后复查。大多数复查的时间约在产后的第6周，如果需要放置宫内节育器（IUD）或做子宫颈抹片检查，复查的时间会推迟一些。复查的目的是监测产妇的生理和心理是否健康，状态是否良好，并且解答疑问。

身体检查

　　身体检查的主要项目因人而异，医生通常会给你做非常全面的检查，包括身体和心理，因为医生需要了解你是否已经在产后恢复健康。量血压是常规检查，或许还需要你做尿检，检查你是否受到感染。医生也会检查伤口，看看伤口是否已经愈合；腹部是否恢复了知觉；检查子宫是否恢复原来的大小，以及是否缩回盆腔。

　　测体重也是必要的环节，要是你担心这段时间体重增加过多，向医生咨询一下健康减肥的方法。医生可能还会检查你是否得了妊娠期痔疮，双腿是否肿胀，是否存在潜在的静脉曲张的可能。医生有可能问你是否有肌肉疼痛，会让你特别注意保护腰背部，并给你一些建议。要是你觉得乳房有不适，也可以做个检查。

全面体检

产后体检给你提供了一个很好的机会，你可以向医生咨询你在康复期遇到的各种困扰和问题

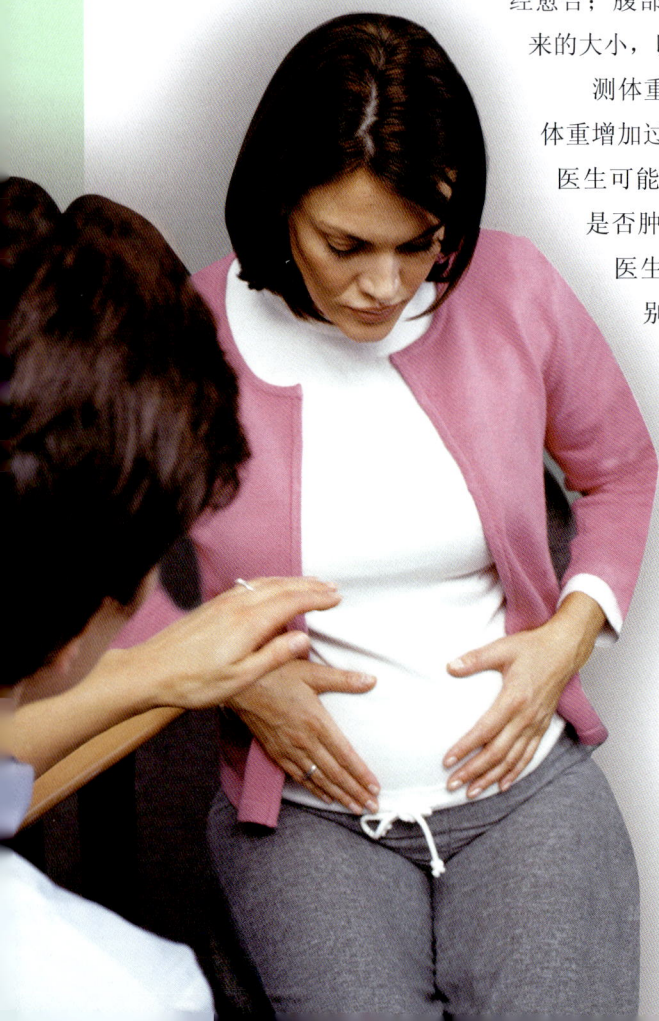

我需要让医生向我解释一下为什么我要做手术

——朱莉娅（27岁）

我是通过做紧急剖宫产生下宝宝的，为什么我不能按照原计划顺利生下宝宝？这让我心里一直存在疑虑。我不能说出我的想法，因为我确信没有人能理解。我觉得应该责怪给我做手术的医生。当我去做产后检查时，医生给我详细解释了我要做剖宫产的原因，主要是为了挽救宝宝的生命才采取了手术。这一次，我才能够接受这一事实。现在，我只在乎我的宝宝能在我身边健康快乐地成长。

你也许会被问及母乳喂养宝宝进行得如何，还有你对未来的计划，以及近期的睡眠和饮食情况。如果你未曾注射过风疹疫苗，而且在你出院前也没有注射，此时医生会建议你注射疫苗。你最好能列出你想知道的任何问题和担忧——特别是接下来，如果你想要第2个宝宝，那么会有二次剖宫产的问题；如果还不想要，那么会有采取何种避孕方式的问题。

心理问题

情感测评是产后评估的重要部分。心理医生可能会让你填写一张情感问卷，涉及产后抑郁症等问题。如果你被诊断出有产后抑郁症，医生会给你开抗抑郁药物，帮助你缓解抑郁症状。

此时，也是你对医生倾诉情感问题的时机，向医生请教应对措施、健康知识以及探讨重返工作的计划。不要害怕向医生坦露内心的纠结或担忧，心理医生会针对你的问题给你提供一些有用的建议。

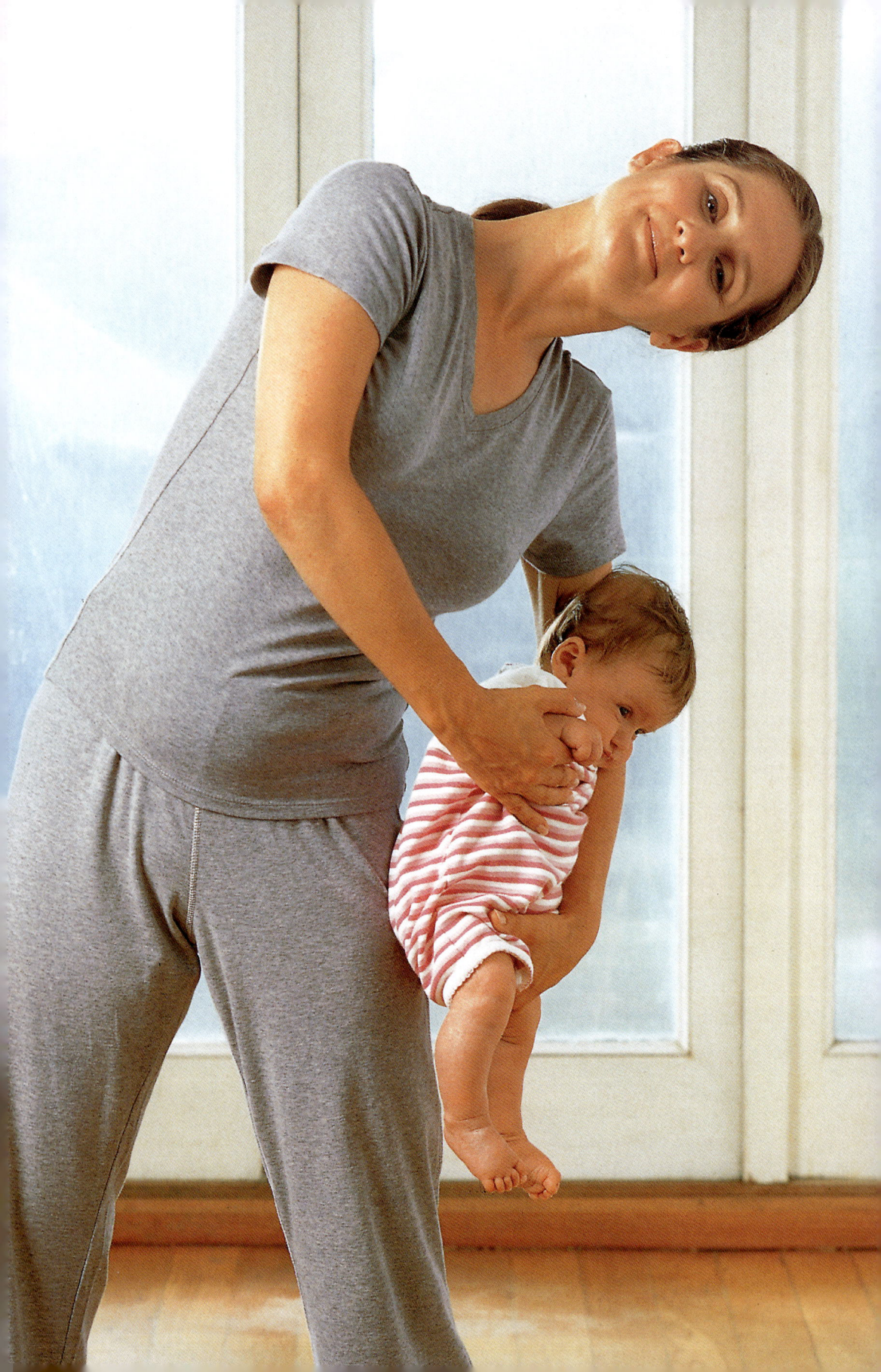

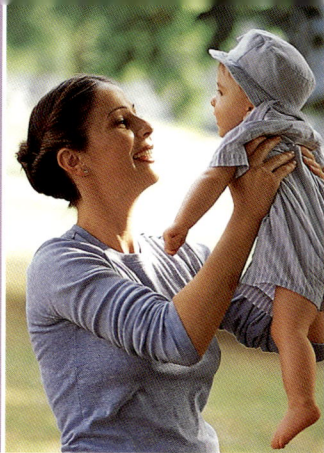

4

第13～24周

　　在你做完第 1 次产后体检，并得知自己身体的各项指标都在慢慢恢复正常，你将自信地意识到你离完全康复已经不远了。此时，你需要坚持完成你的锻炼计划。在前3个月锻炼奠定的基础上，逐渐增加运动量。宝宝也可以参与进来，你将深切体会到小家伙体重的迅速增长。

第13～24周

现在，你已经做完产后体检，你也已经适应了有宝宝的新生活。这时，你也需要推进你的健康计划，让自己更舒适。你现在的锻炼目的是让自己恢复力量和健康，而且，现在的你也有时间做运动。

打好基础

虽然在产后第 1 个月，你一直以宝宝为中心，并且已经筋疲力尽，但此时也是为康复奠定基础的好机会。你一定很辛苦，为了照顾宝宝，睡眠经常被打扰，但是总能挤出时间——哪怕只有半个小时——属于自己的时间。不要担心房间还没有打扫，用10分钟锻炼身体，你会发现即使只做一会儿运动，也会给你减轻压力，使你重新充满活力。这套康复运动会帮你构建强健有力的肌肉，而且在宝宝到了学步期活泼好动的时候，你不得不跟在他后面，消耗大量体力，所以你很有必要为日后的这一阶段打好基础。

随着综合腹部练习的持续，你现在可以做一些力度更强的动作。学会这些动作后，可以配合加入有氧运动，这样有助于提高你的心率，将每日常规运动的强度增大。

安全事项

在这一阶段，应该适当增大运动强度，以使呼吸深度加深。你在做有氧运动的同时和宝宝说说话，哼几句歌曲——这不但会使宝宝开心，也会保证将有氧运动控制在适当的强度内。

有氧运动（CV）

现在，你可以增加一些有氧运动。有氧运动简单地形容就是运动时，身体的大肌肉群在努力收缩，呼吸频率和心率都会增加，使你处于气喘吁吁的状态。在恢复到正常体形前，你应该循序渐进地增加有氧运动量。

创造性地发挥属于自己的舞步

选一首你最喜欢的乐曲。在开始阶段，只需要稍微跳一会儿。你选的乐曲风格越热烈，你的舞动就会越剧烈，所以选出一系列从弱到强的乐曲吧！

情绪的酝酿

抱着宝宝，紧贴你的身体，双膝微屈，跟随旋律起舞。如果你敢于尝试，可以在客厅里跳一段华尔兹。当做完热身以后，你可以加上交叉步：左移步，后移步，右移步，然后连续做。坚持做几分钟的交叉步。

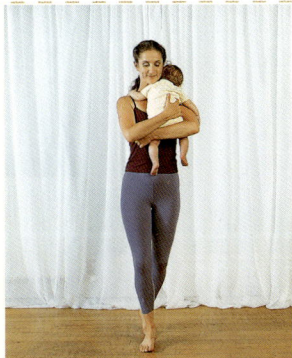

方形步

现在试试方形步：两脚分开站立，左脚向前迈一步，右脚向前迈一步，尽量弯曲双膝。移动的时候，向前推送髋部。然后，左脚向后迈一步，右脚再向后迈一步，形成一个方形。坚持做此动作几分钟，然后换交叉步。

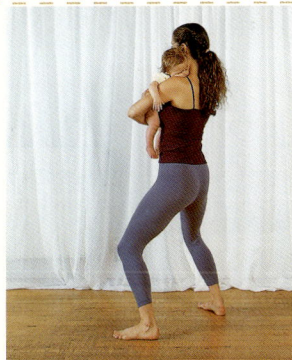

弹跳运动

在平移运动熟练之后，你可以增加一些弹跳运动，使肩膀、背部、大腿和小腿都得到运动，增强体力和耐力。扶好宝宝的头部，在你跳的时候抱紧宝宝，伸出一条腿在身体同侧，然后跳动换另一条腿伸出，然后重复换腿跳。之后，增加剪刀跳运动：双脚分开站好，跳起后一脚向前一脚向后落地，再跳起后双脚换方向。重复此动作数次，不要太剧烈，当你感觉跳累了，原地踏步放松。

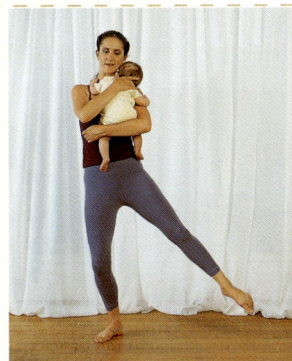

扭转腹部运动

现在你可以加大腹部的运动强度，加入扭转腹部动作。

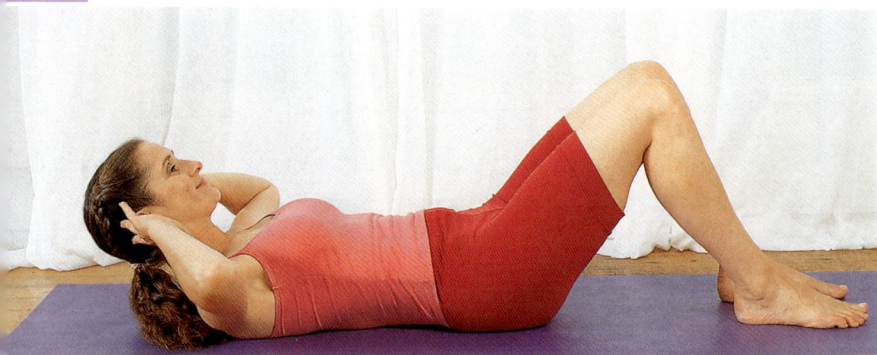

1　平躺，双膝
　弯曲，将双
手放在头后方。

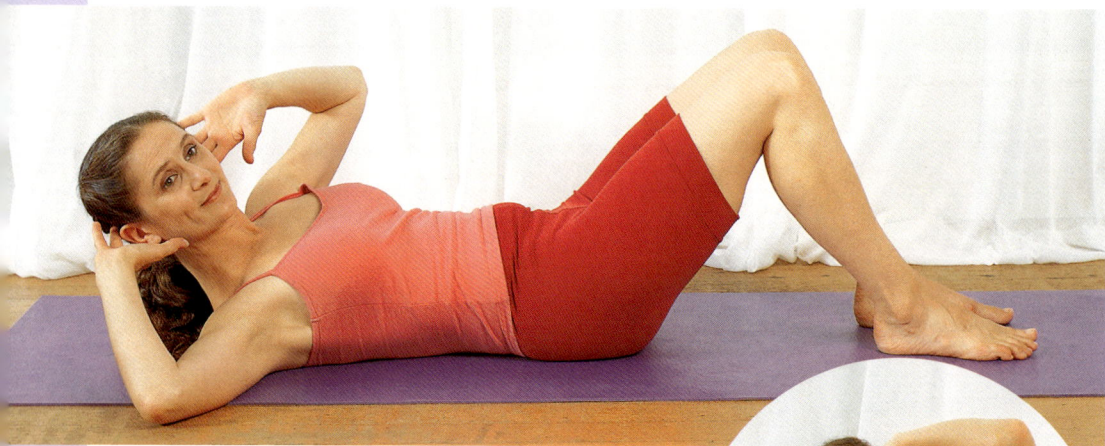

2　同时向右扭转头部、肩膀和胳膊肘（利
　用腹斜肌的力量）。

3　然后，转向前方，转向左侧，再转向前方（始
　终保持上半身抬起）。最后，上半身平躺复位。
重复此动作8次。

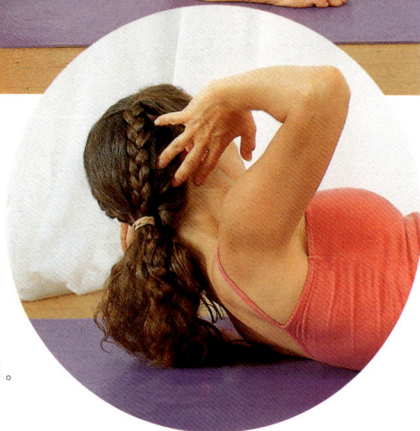

扭转与伸展运动

这是另外一种腹部扭转运动，可以锻炼腹斜肌。如果做此动作时，感到腹部伤口有拉扯痛，则停止。休息一两天后，再试试。

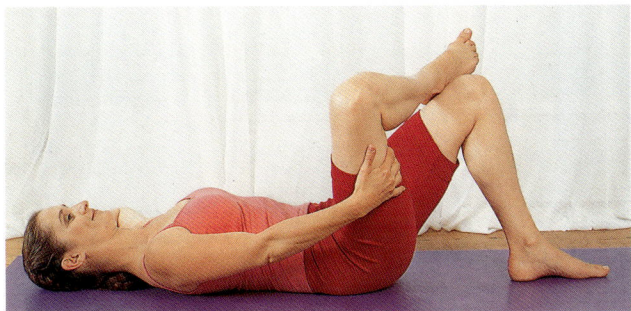

1 平躺，左腿弯曲。抬起右腿，将右脚的踝关节搭在左侧大腿上。右手扶住右侧大腿，并将左手放在耳边，肘关节打开。

2 抬起头部和肩膀，同时右手用力折叠身体，尽量做到右膝贴近左侧的腋窝。踝关节始终在左侧大腿面上。然后复位，换方向再做，每侧重复10次。

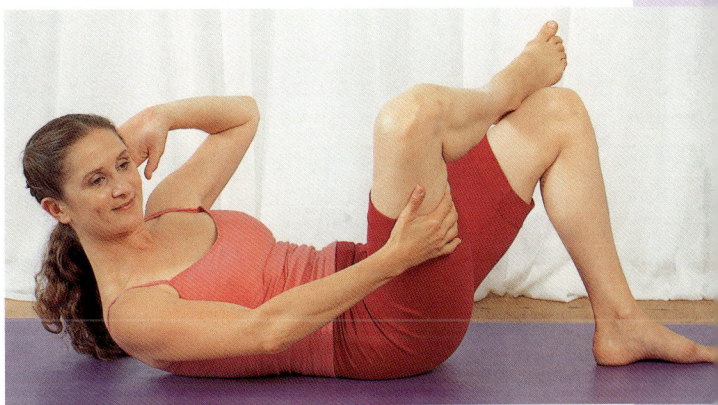

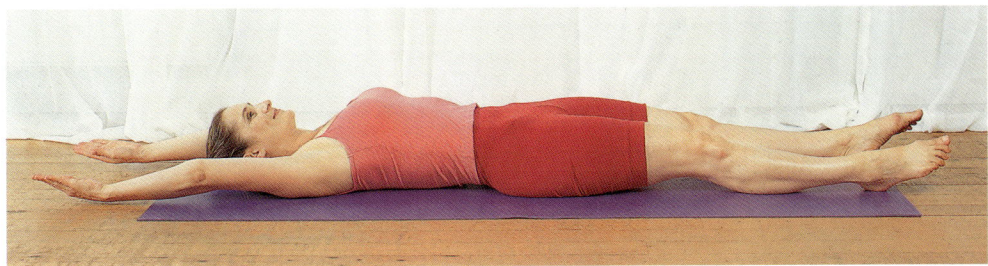

3 做完动作之后，先平躺一会儿，伸直四肢，胳膊和腿在一条直线上，从手指到脚趾都要做到充分舒展。

基本弓步练习

这个动作主要锻炼大腿和小腿，难度在于当你抬起一条腿，迈向前做弓步动作时，很难保持平衡。请在做动作的时候，放慢速度，控制身体的平衡。

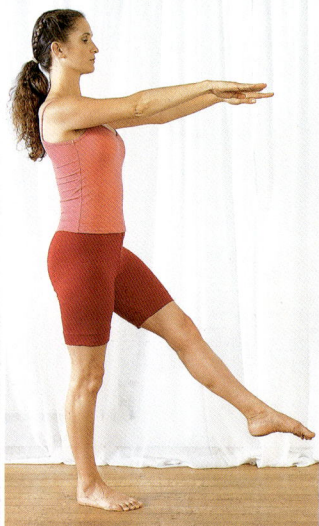

1 站立，双臂向前方伸直，将左腿抬起。

2 将左脚迈出，做出弓步的动作，弯曲左膝，身体重心移至左脚，此时大腿发挥着主要的作用。切记左膝不要超过脚趾，否则膝关节会受力过重。每侧各重复10次。

弓步跳

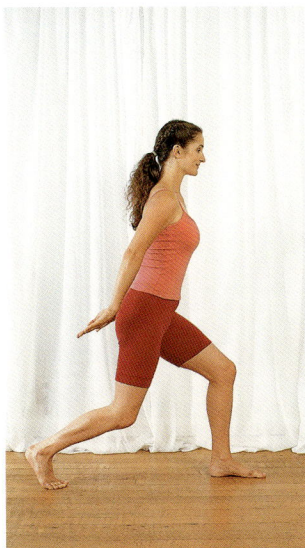

1 当你能熟练地做基本弓步动作时，向前跨步呈弓步姿势，然后弯曲后侧的腿，双腿用力蹬地，跃起身体。

2 当你跃起时，双臂向前方伸直。落地时，弯曲双膝呈弓步。每侧各重复8次。

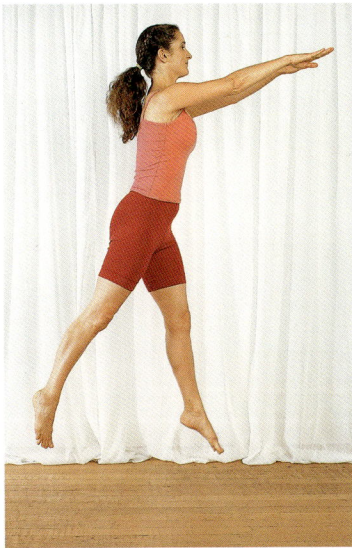

剪式弓步

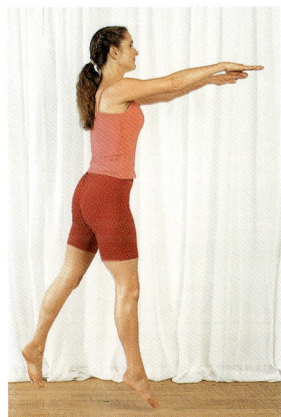

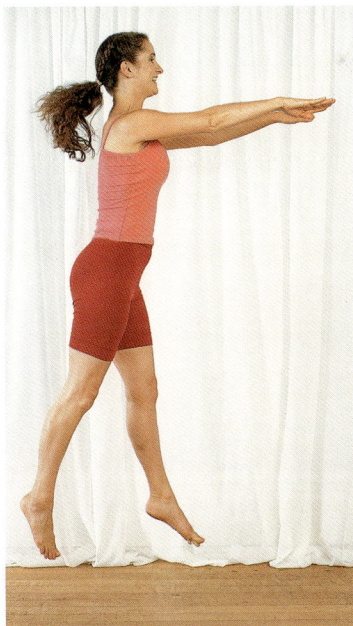

1 先做出基本弓步动作（双臂伸直），弯曲双膝。用力跳起，尽量让自己在空中多停留一会儿。

2 在腾空时做换腿动作（即前面的腿向后，后面的腿向前），然后弯曲双膝，弓步落地。尝试在快要落地时换腿。共跳10次。

和宝宝一起做的运动

在恢复体形和健康的进程中，你必须做到坚持不懈地运动。而且，你会发现宝宝醒着的时间越来越长，所以你可以把宝宝带到你的锻炼中。下面介绍了一些你抱着宝宝可以完成的练习。还得感谢宝宝，他不断长大，增长的体重让你变得更加强壮。

抱着宝宝跳舞

这是一个非常好的热身运动，在一间温度适宜的房间里，会让你出点儿汗。最好能伴随音乐来做。抱着宝宝跳舞，你的胳膊会酸痛，但正好锻炼了双臂。

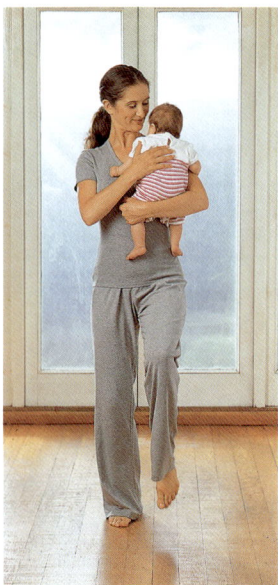

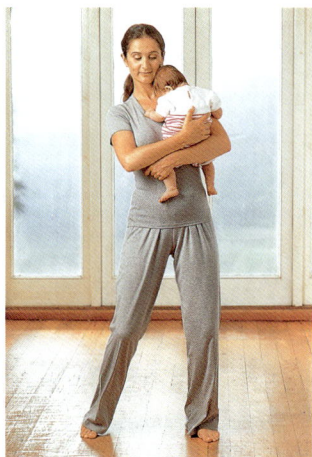

2 向左迈一步，收回，然后向右迈一步，再收回。

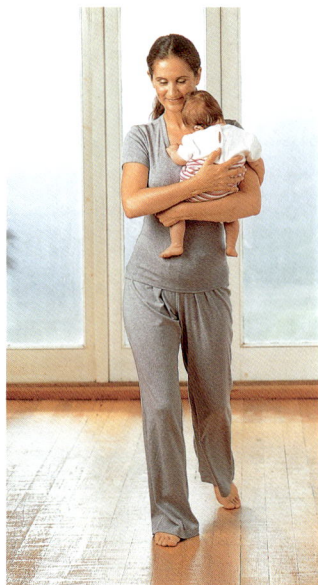

1 先抱着宝宝在房间里来回走一走，然后站立，原地踏步。

3 改为前后移动，最好能跟上音乐的节奏。向前跨步时将宝宝举高，撤步时再将宝宝抱回来。持续做4~5分钟。

托举姿势

　　在做完前面的热身动作后，你可以尝试下面加强力量的练习。而且，当你将宝宝稳稳地举起时，他也是无比开心的。

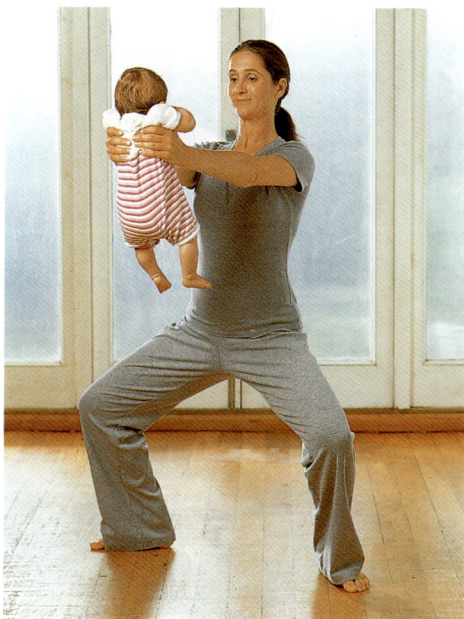

1 让宝宝与你面对面，你的双手抱持在宝宝的腋下，水平伸直双臂，将宝宝平举在你的前方，弯曲双膝（双腿分开站立）。

2 右腿蹬地，将重心移至左腿上，同时将宝宝向左上方举高，你的双手牢牢地抱持在宝宝的腋下。然后将宝宝抱回胸前，弯曲双膝，再将宝宝举向另一边。每侧各重复8次，直到你感觉很热。

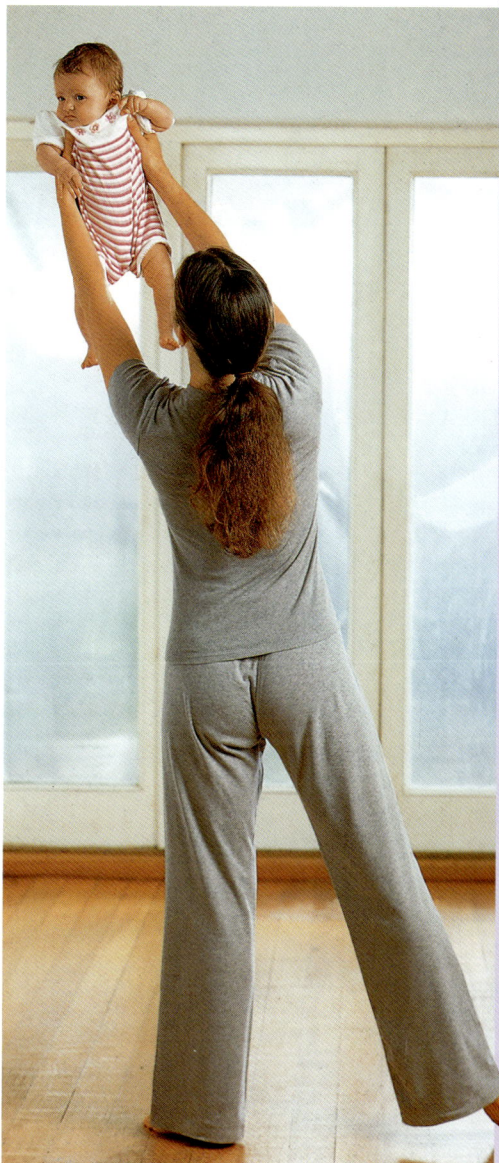

屈膝转腰运动

屈膝主要锻炼大腿肌肉（股四头肌），而转腰主要锻炼腹斜肌。请转动上半身，并保持腰部竖直，膝关节向外弯曲。

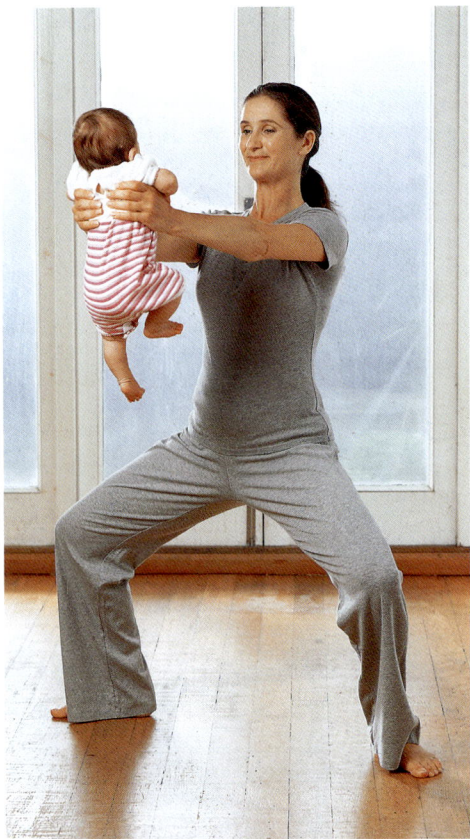

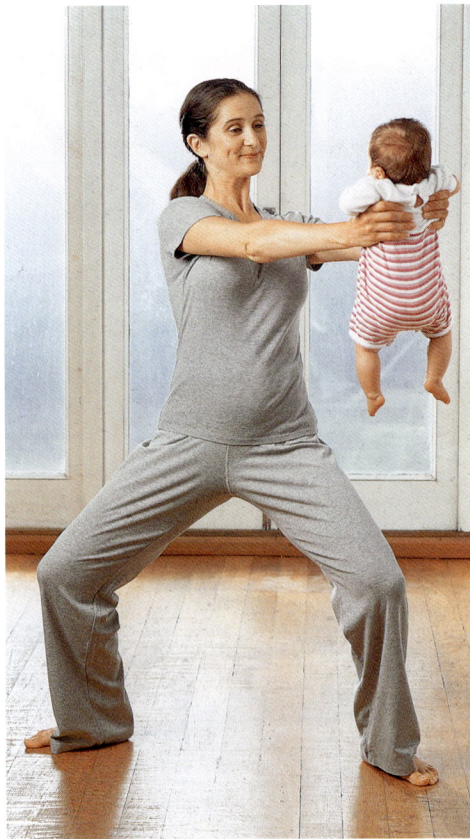

1 最好双手抱持在宝宝的腋下，你的双脚打开，脚趾尖朝外侧，将宝宝平举至正前方。慢慢弯曲双膝，双膝最好不要超过脚趾垂直面。

2 当你的双膝充分弯曲时，收腹并开始扭转腰部，同时将宝宝转向同一侧，然后转向另一侧。转的时候，弯曲的双膝与脚趾在一条直线上。最后直立，复位。重复此动作8～10次。宝宝也会很享受转动的感觉。

塑造腿形的动作

　　此动作对调整大腿腿形十分有效，而且你的宝宝会帮助你加强塑形的效果。在你伸腿和弯腿的时候，你能感觉到大腿在用力。

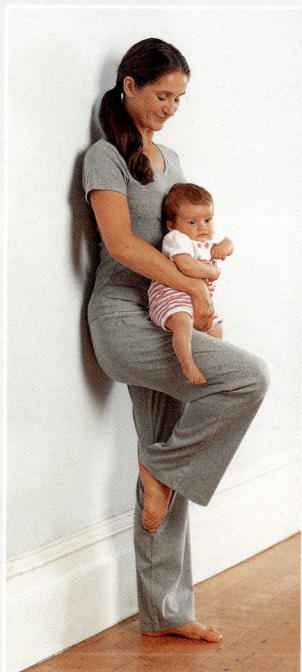

2 将弯曲的右腿（即宝宝坐着的腿）伸直，坚持3秒钟。然后再次屈腿。在做此动作的时候，一定要保持腹部的收紧，确保整个身体的平衡，并且站立的腿要绷紧站直——不要下压你的臀部。每条腿重复8次抬腿动作。

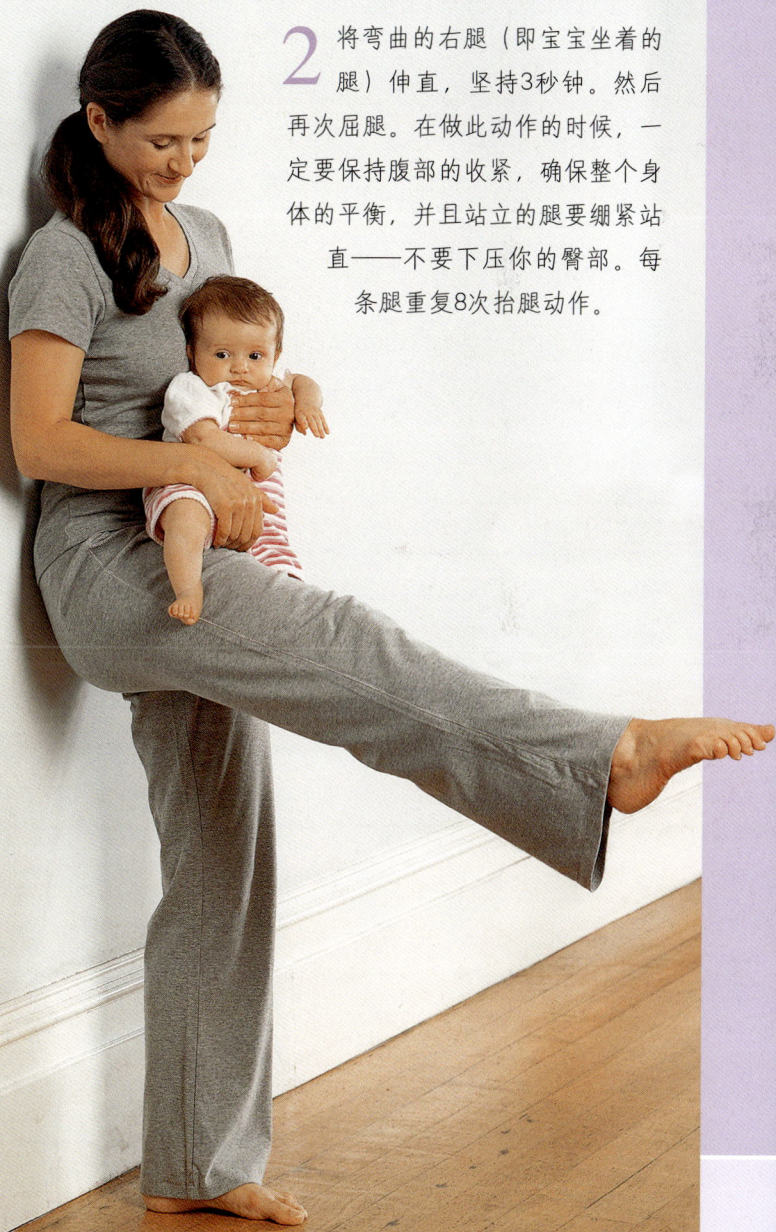

1 背部贴着墙面站立，抬起并弯曲右腿。将宝宝两腿跨坐在你的大腿上，让宝宝的背部紧贴着你，给予他支撑。

侧拉伸动作

　　侧向弯腰动作有助于拉伸一侧腰部的肌肉，复位时又会收缩同侧肌肉。当你托抱着宝宝做这些动作时，会增强腰部的肌肉力量。

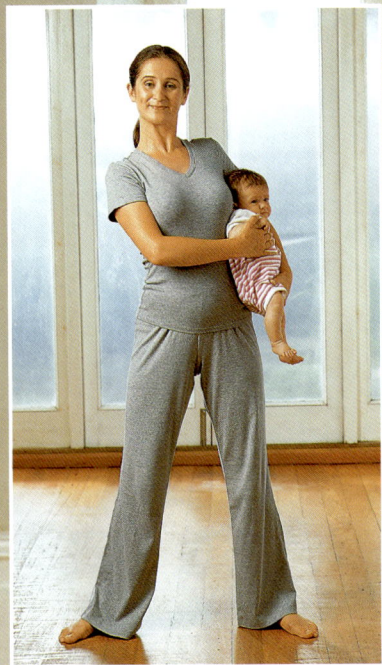

1 双脚开立，双膝微屈，将宝宝抱至身体的左侧。最佳的抱姿是将左侧的手从宝宝身体前面越过其裆部，支撑住他的臀部，另一只手支撑在他的腋下。为了更加稳妥，将宝宝的背部靠在你的左侧腰部。

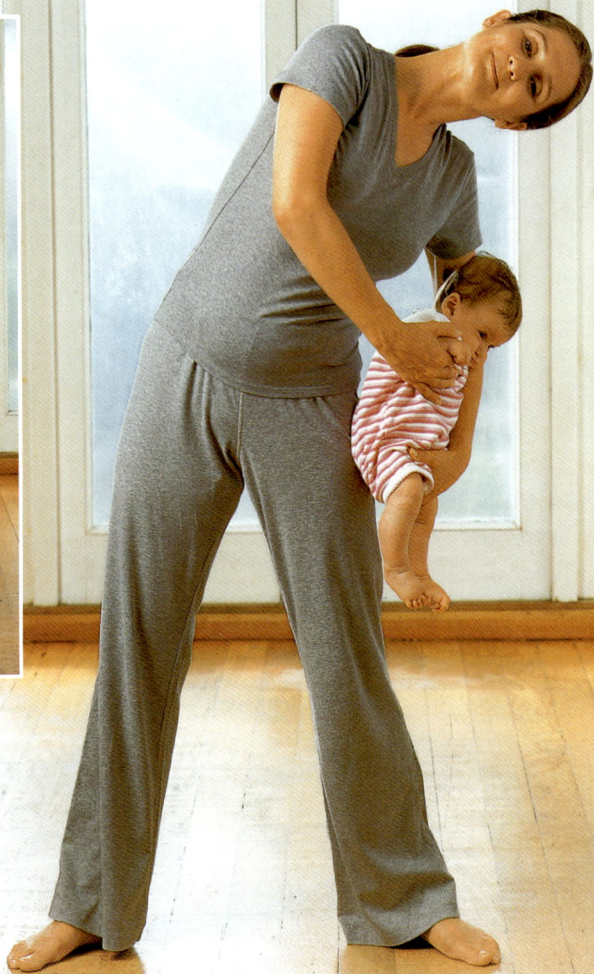

2 抱宝宝向左侧弯曲。将你的头部、肩膀、胸腔同时向左侧弯曲，感觉像是宝宝的重量在拉你一样。当你恢复站直时，右侧的腰腹部肌肉得到锻炼。每侧重复8次。

不一样的俯卧撑

双手和双膝着地，支撑身体，让宝宝仰卧于身下。这样，你可以和宝宝面对面说话，进行交流，让身体的重量平均分布在双手和双膝上。在做动作之前，确保肩膀和手在一条直线上。

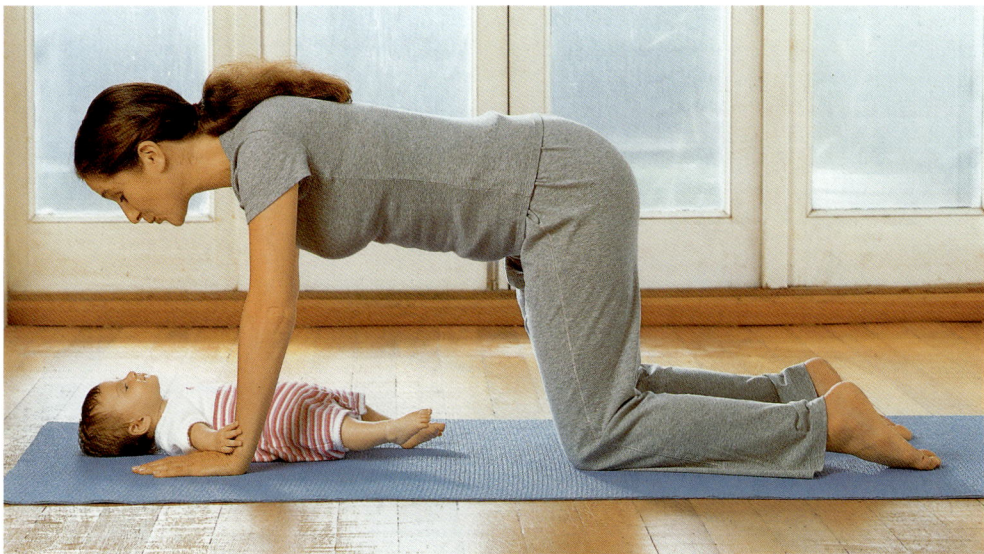

1 弯曲双臂，你的脸将会靠近宝宝，一直保持眼睛的交流，宝宝也喜欢这样。

2 在俯身的同时，不要弯曲背部，双手用力撑地，胳膊肘向两侧弯曲，肩膀保持在手的上方。重复10次。如果你的俯身动作足够低的话，还可以亲一下宝宝。

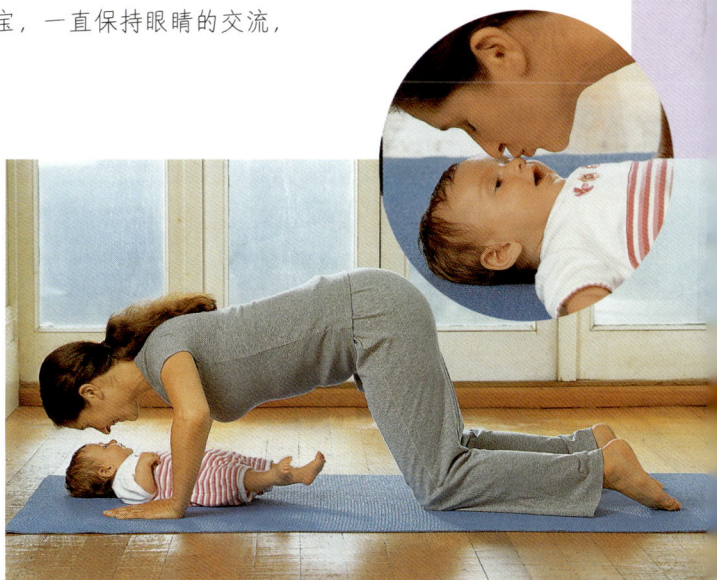

紧收腹部的动作

在做腹部练习的时候，同样可以带着宝宝一起做。此动作主要是锻炼腹部肌肉。当你的力量增强后，你可以将宝宝举起来，加强腹部运动的强度。

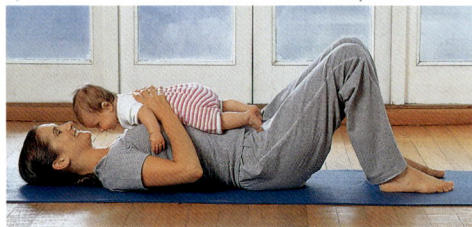

1 平躺，双膝弯曲，将宝宝放在你的胸部。当你抬起头部和肩膀离开地面时，双手将宝宝举起，让他站起来。

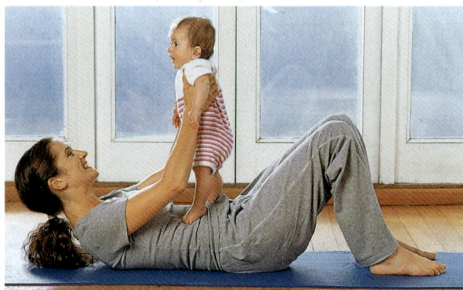

2 集中注意力在你抬起的头部和肩膀，尽可能地抬高，并坚持一会儿，然后复位，休息一会儿。

3 重复此动作10次。短暂地休息之后，坐起来，将宝宝高高举起。

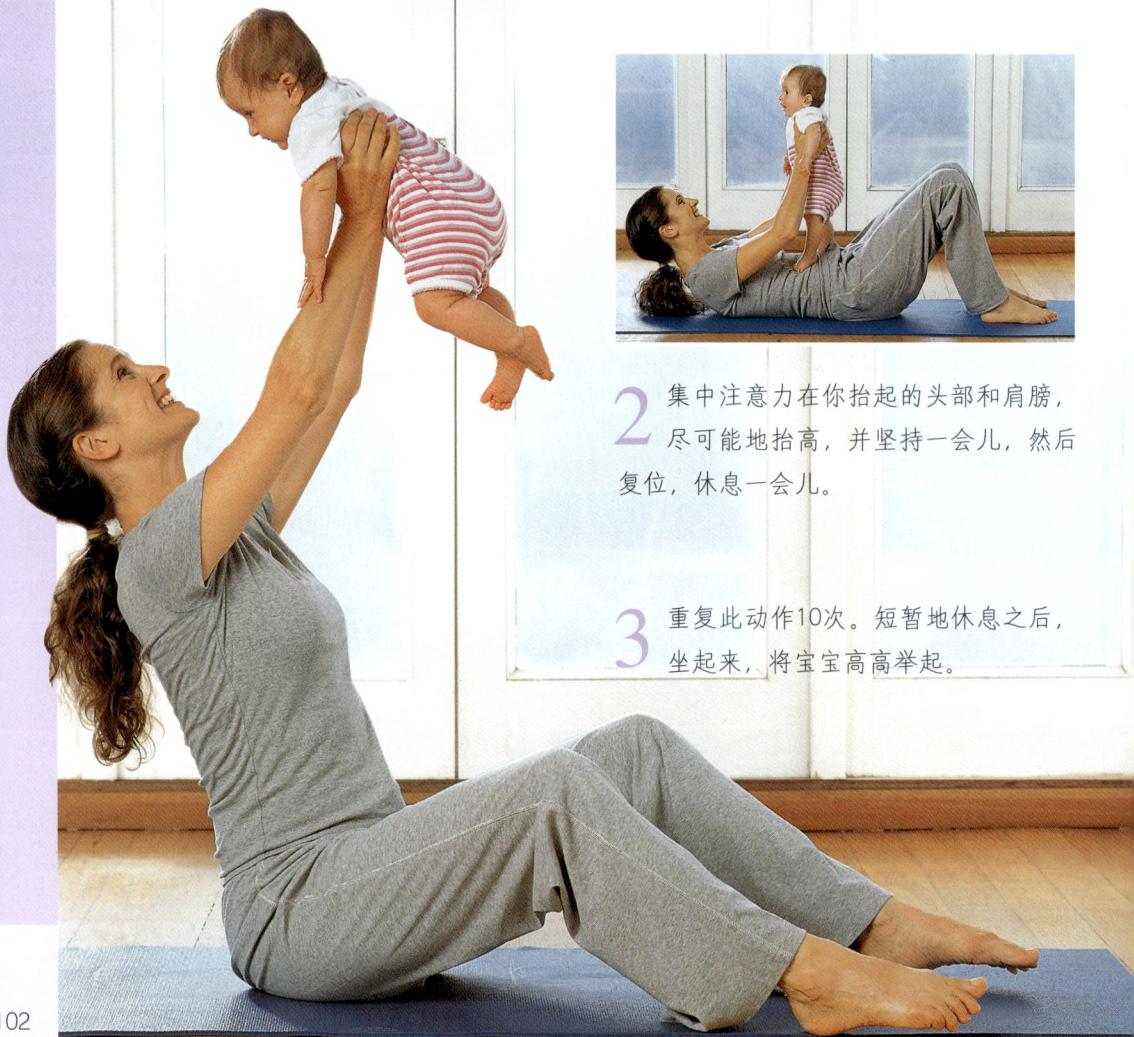

抬伸臀部

这个动作主要锻炼臀部肌肉。宝宝也会很喜欢这种像骑大马的游戏一样，上上下下地运动。重一些的宝宝也会帮助妈妈增加锻炼强度。

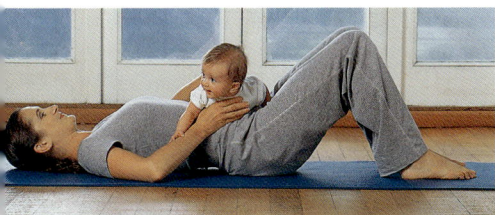

1 平躺，双膝弯曲，将宝宝横放在你的腹部，双手将他抓牢。

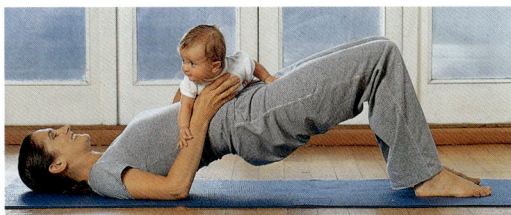

2 收紧臀部肌肉，将臀部抬起。重复此动作10次。

伸展运动

完成上述动作后，你可以和宝宝玩下面这个小游戏。这个动作可以拉伸双腿和腰部的肌肉，是重要的整理活动。

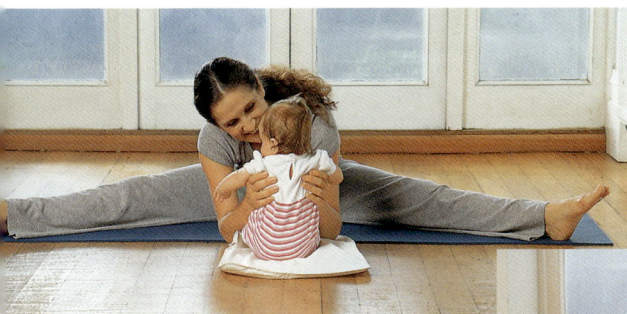

1 分开双腿坐下，尽量向两侧伸展，让宝宝坐在你的面前，从宝宝腋下支撑住宝宝的身体。

2 让宝宝躺下，离你有一定的距离，你可以伸手去够宝宝。不断变换宝宝的位置，你将从不同方向去触摸宝宝，让下肢和腰部得到拉伸。

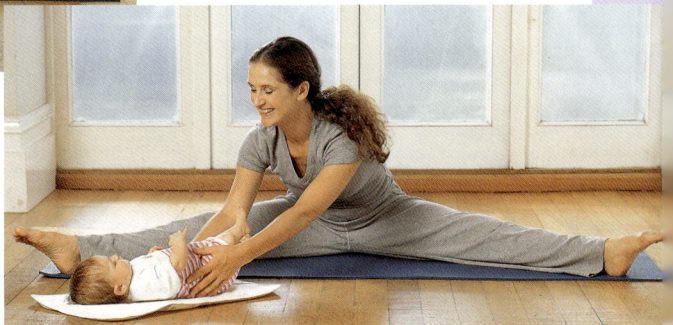

散步和慢跑运动

散步或慢跑最大的优势是你随时可以带宝宝去完成，你需要的仅仅是人行道、公园或开阔的场地。新鲜的空气和轻快的运动会让你和宝宝同时受益。

外出

在你散步的时候，婴儿背包能帮助你和宝宝保持亲密接触

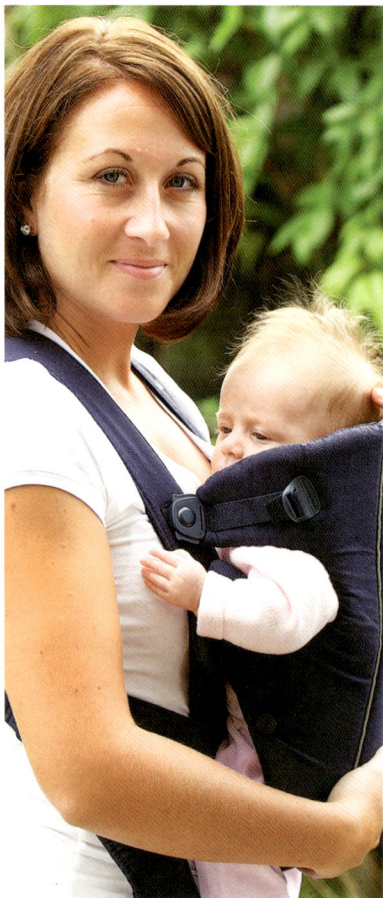

散步

当你第1次带宝宝出门散步，你会发现将宝宝放在婴儿车里更方便。起初不要走得太远或太快。每天都带宝宝出去走走，开始时走10分钟，然后慢慢增加散步的时间，过不了几周你就可以一次走30分钟。你可以设定目标，做到至少每周3次散步，每次30分钟。

你一旦适应了散步，或许想做更多尝试，比如郊外远足。这时，婴儿背包就派上用场了。婴儿背包的好处在于你和爱人可以在走路时，换着照顾宝宝。

从散步到慢跑

现在，你已经熟悉用婴儿车带着宝宝一起散步了，你或许想增加些不同的运动，例如慢跑。只要你的身体准备好，膝关节可以承受额外的冲击力，你就可以在每天的运动计划中增加从散步到慢跑运动。刚开始时，先慢跑1分钟，然后走一会儿，当你感觉还好，可以再慢跑一会儿。你一旦适应了这种运动量，可以循序渐进，选定距离标杆，比如路灯或树。在第1个和第2个标杆之间慢跑，在第3到第4个标杆之间散步，如此轮换，直到你感到运动量已经足够。保持一定的速度，不要太快。结束慢跑前一定要做放松运动。

不论你选择散步还是慢跑，穿着一双舒适的鞋，能使你的双脚得到全面的支持，关节所受的冲击力得到缓冲。

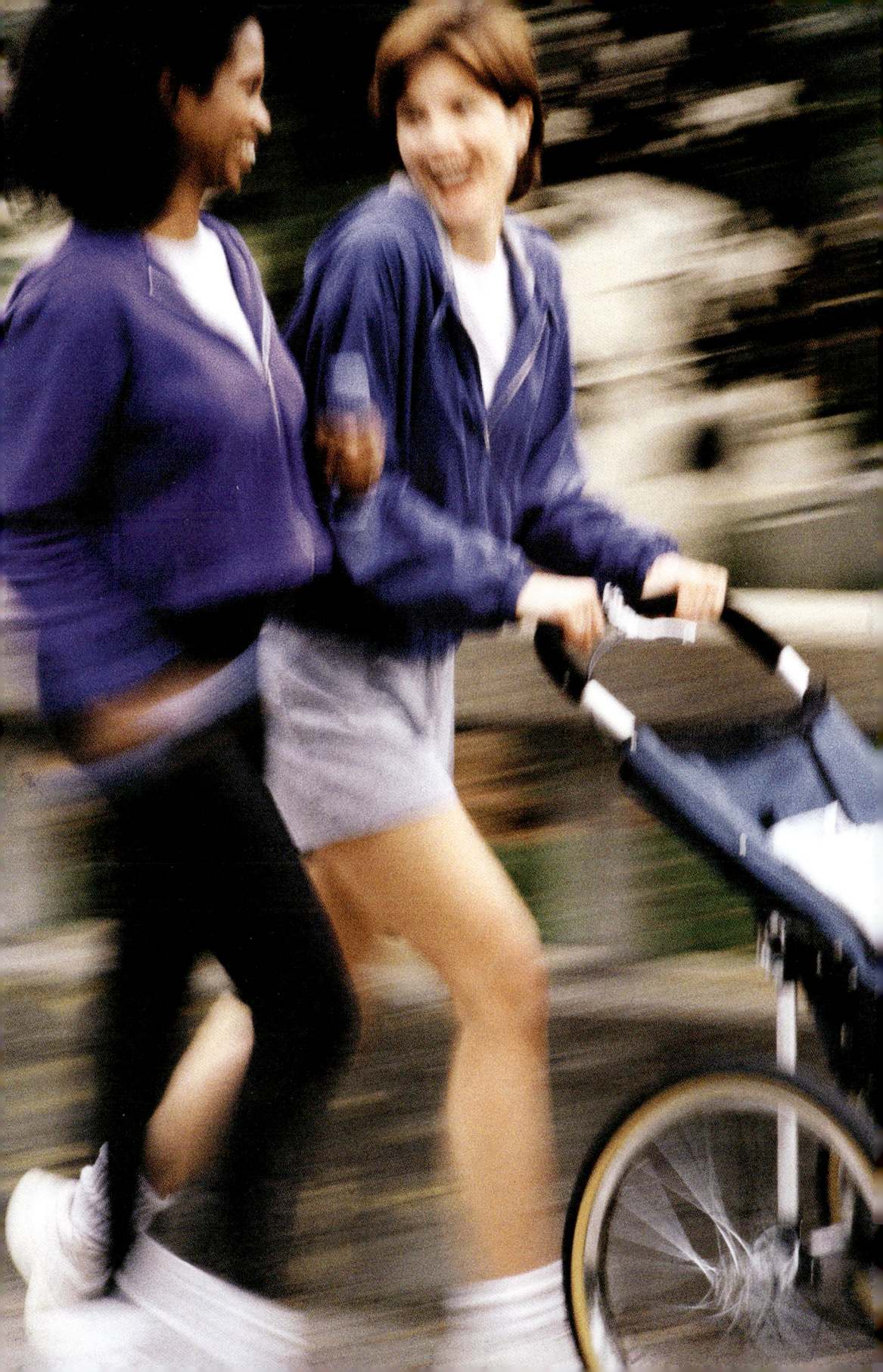

户外四方伸展运动

　　伸展运动是每项运动中都会有的重要部分。下面介绍的伸展动作，是每次运动之后都要做的放松整理活动，即便你仅仅是去公园散步，也可以利用婴儿车作为支撑，让身体、婴儿车和地面形成稳定的四方形，完成下面的伸展动作。

1 一只手扶住婴儿车的把手，另一只手将右小腿向上抬，与大腿折叠，膝关节弯曲，尽量使脚后跟抵达臀部。

2 抬头、挺胸站好并收腹，将小腿拉到大腿后侧，保持拉伸动作10秒，然后放下右腿，换另一条腿重做。

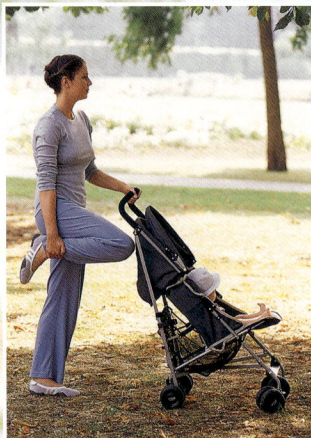

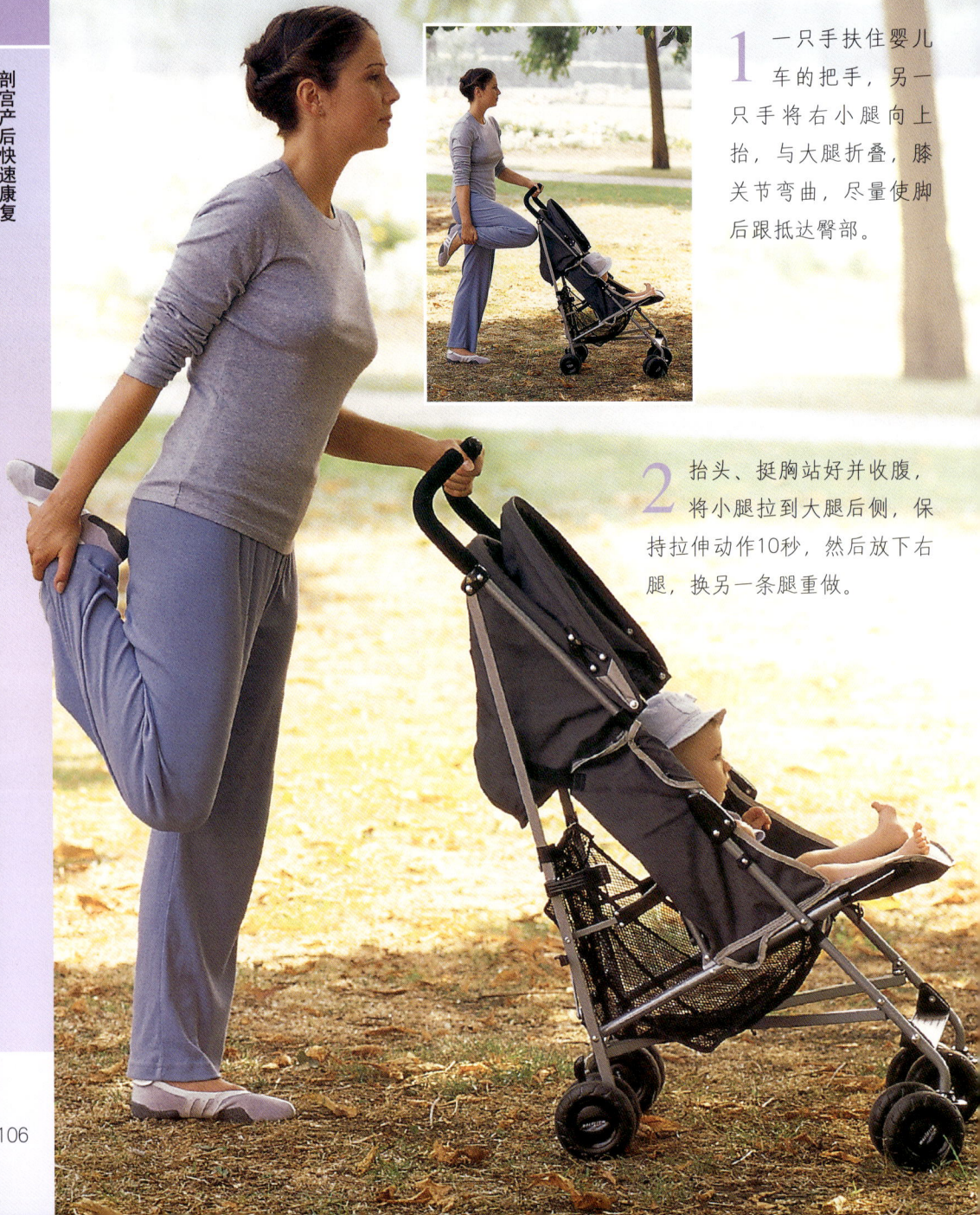

拉伸腿部韧带的动作

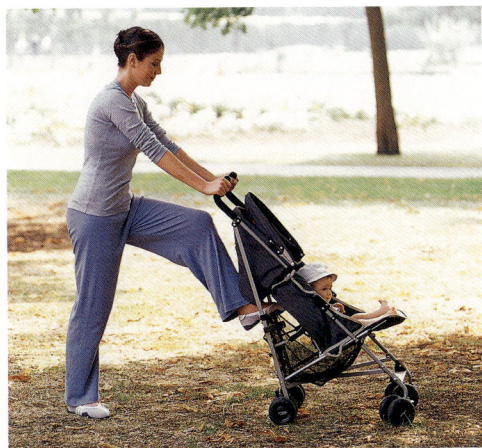

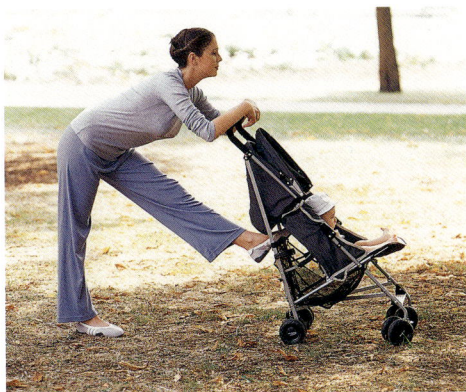

1 双手抓住婴儿车扶手，左腿弯曲，脚踩在座位后的横梁上。

2 双手抓牢，身体慢慢前倾，双腿伸直，左脚抵住婴儿车，保持几秒钟，然后恢复左腿弯曲的放松状态。再换另一条腿做。

伸展后背的动作

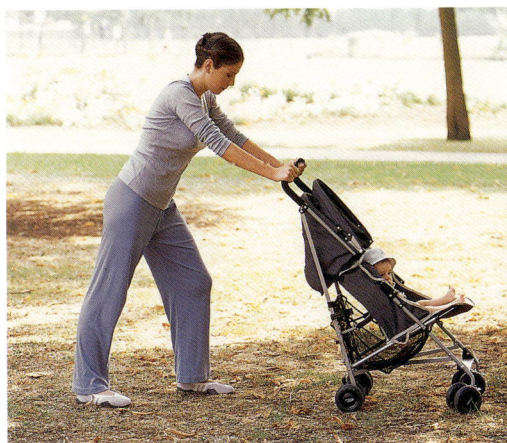

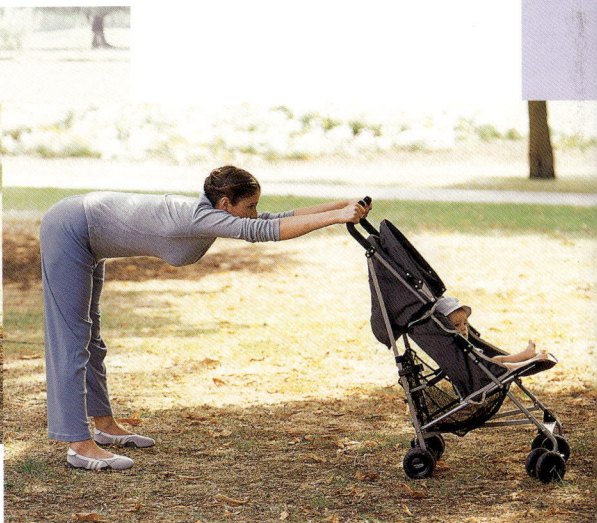

1 双手握住婴儿车的扶手，将婴儿车向前推。同时，双腿保持伸直状态，让婴儿车带动你的上半身向前倾斜。

2 当婴儿车不能继续向前推动时，保持这种四方形的伸展姿势15秒钟。然后在你站直的同时，收紧腹部，将婴儿车拉回来。

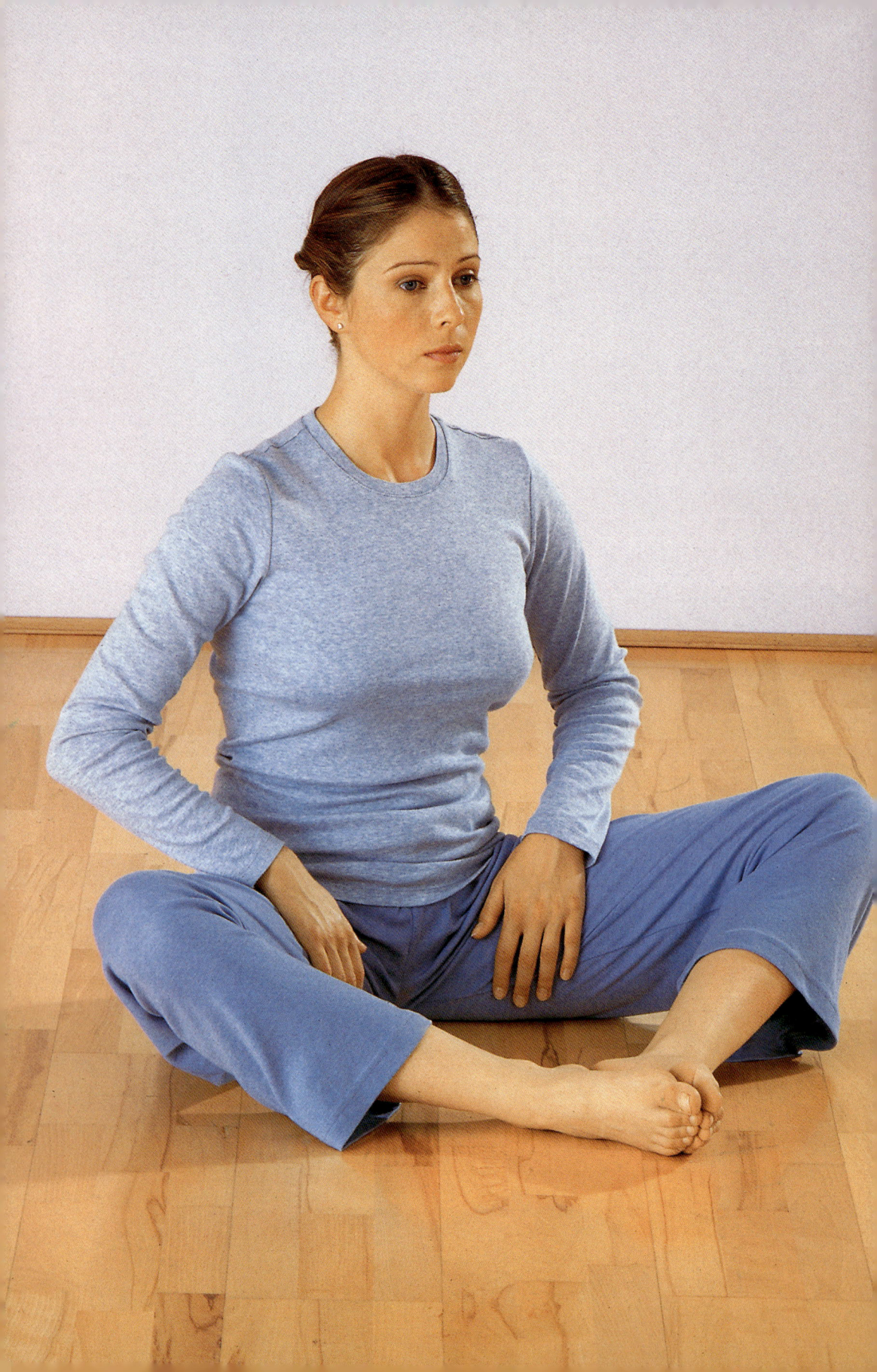

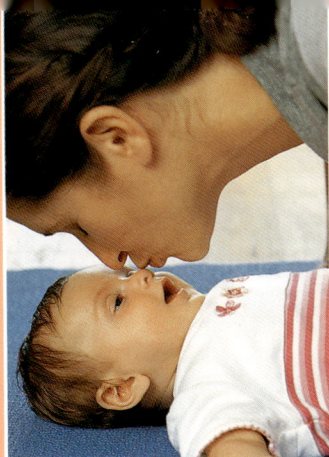

5

恢复正常生活

　　做完剖宫产手术已经6个月了，此时的你，应该恢复了怀孕前的健康状态。无论你是想做怀孕前的一些运动，还是继续做产后恢复期的运动，最重要的是能够坚持。这时，你的宝宝也形成了自己的作息规律，所以你应该有更多的时间去照顾自己的心情，使自己放松。

骨盆底

在怀孕期间，随着子宫的增大，骨盆的肌肉也被撑开，变得薄弱。骨盆底是需要锻炼的重要部分，就像身体其他肌肉需要重塑一样，骨盆底锻炼或凯格尔练习可以在产后就开始做。

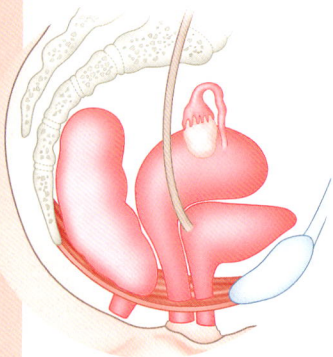

骨盆底肌肉

不论在产前还是产后，这些肌肉都应该得到锻炼

骨盆底的作用

骨盆底是由多层肌肉和筋膜构成的，具有承托盆腔底部的作用。骨盆底的肌肉分为两部分，中间有阴道、尿道和肛管位于中央，它的前面附着在耻骨上，后面连接着尾骨（位于脊柱底端）。骨盆底的肌肉有两层：浅层肌肉和深层肌肉。这些肌肉不仅能使器官的开口处保持闭合，起到承托盆腔脏器的作用，而且有助于排便、性交以及分娩时挤压推出宝宝。保持这些肌肉收缩和舒张的功能是非常重要的。

怀孕的影响

怀孕能让女性意识到骨盆底的重要性，并关注骨盆底的功能。而且，你会发现骨盆底的功能是需要通过锻炼来增强并保持健康状态的，毕竟，怀孕可能会让骨盆底产生一些问题。

人类不同于动物，由于我们直立行走，所以在怀孕时骨盆底相对薄弱的肌肉要承受更多的压力，背部也会承受更多负担。孕妇的体内产生多种激素，由此造成心理和生理上的变化。血容量增加，脂肪堆积以及体液潴留，这一切又给骨盆底增加了额外的压力。松弛激素使体内的纤维组织，如韧带变松弛，有利于宝宝从骨盆娩出。

你或许认为自己的骨盆底不会出什么问题，因为你做的是剖宫产分娩。由于宝宝没有经过阴道娩出，所以骨盆底的肌肉

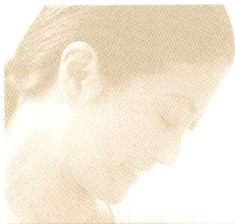

因为早在我怀孕的时候，我就知道自己只能通过剖宫产生下孩子，所以我不觉得骨盆底运动有什么重要性，我也就没有锻炼。产后我感觉疼痛和不适，收缩骨盆底肌肉是我最不愿意做的事情。现在，我多么希望产前我就开始做锻炼骨盆底的运动呀！我的女儿苏西已经快3岁了，但是我还有尿失禁的症状，不论打喷嚏、大笑，还是咳嗽，都会加重这个问题。

不会受到过度的拉伸。这样想并没有错，而且这也是剖宫产的好处之一。但是，这并不意味着怀孕对骨盆底一点儿影响都没有。不论婴儿是不是通过阴道分娩的，骨盆底都会因怀孕分娩而变得松弛薄弱。

潜在的问题

薄弱或被过度拉伸的肌肉无法完成突然的收缩反应，这样就会导致压力性尿失禁症状。膀胱肌肉也可能失去以前的控制力。这种不太严重的病症较为多见，大约1/3的女性都会有不同程度的漏尿现象。怀孕前后锻炼骨盆底，能保持肌肉的张力。分娩时，盆底肌也会具有更好的拉伸性，而且产后也恢复得更快。

锻炼骨盆底

你应该在产后康复的过程中，也做一做锻炼骨盆底的动作。骨盆底锻炼在哪儿都可以进行——当你站着，躺在床上，坐在椅子上都可以——你会觉得每天锻炼骨盆底是最轻松的运动。骨盆底肌肉也像身体的其他肌肉一样，越锻炼越结实，所以只要你坚持，你就能更好地控制这些肌肉。

舒缓的开始

当第 1 次尝试感受骨盆底的功能时，你会发现跪着或四肢着地的姿势最容易感觉到它的存在。当你处于一个舒服的姿势，尝试将肌肉向内收紧，仿佛你要将什么东西吸进体内。你将会感觉到骨盆底肌肉和身体其他部位的肌肉一样能进行收缩并松弛。

在做骨盆底肌肉收缩动作时，身体的其他部分不需要动，所以除了你脸上专注的神情外，别人是看不出你在做运动的。一定不要屏住呼吸，即便只收缩肌肉几秒钟。

由于别人看不出你在做运动，所以在任何时间、地点，不论白天还是夜晚，你都可以锻炼骨盆底肌肉。当你觉得可以自如地控制骨盆底肌肉收缩与松弛，你就可以做下面的练习了。

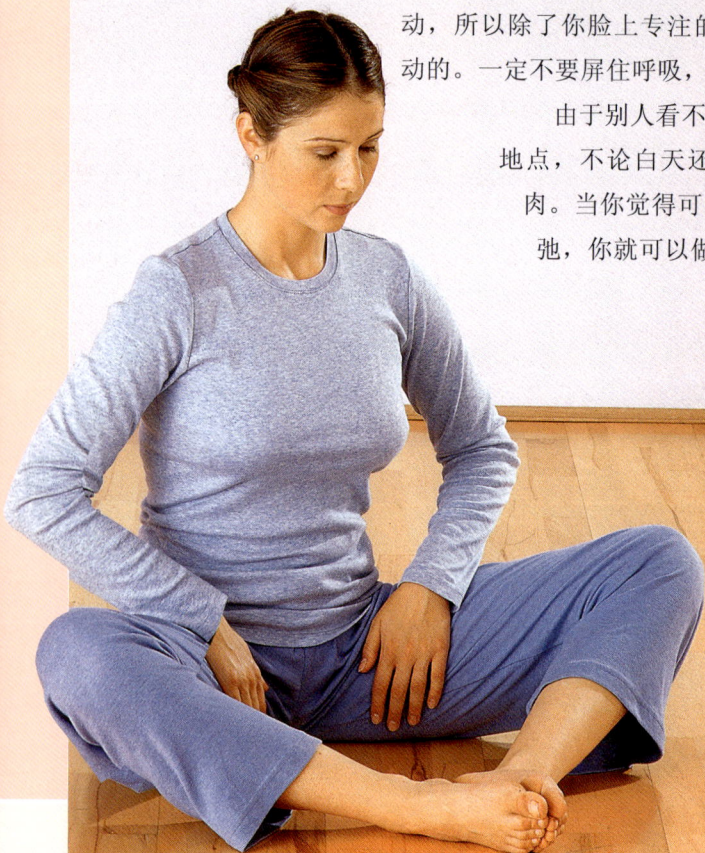

日常的练习
当你学会收缩这些肌肉时，你就可以在任何时间、任何地点做练习了

凯格尔练习

凯格尔练习针对骨盆底的锻炼非常有效,只要你坚持每天锻炼,将有助于增强肌肉力量。

平缓呼吸的同时,做骨盆底的收缩与放松练习,每次收缩时坚持的时间要长一些。凯格尔练习需要你坚持20秒钟——这算比较长的时间——这将确保加强肌肉力量。别忘了要全身放松,配合平缓的呼吸。你也可以在做的时候变换速度,也可以放点儿音乐,先短时间收缩,然后增长时间。每次锻炼2~3分钟。

前、中、后位的锻炼

当你能一次坚持做几分钟的收缩练习后,就可以开始分开锻炼你的3种环状括约肌。

由于你已经能很好地体会并控制盆底肌,所以可以进一步练习。实际上,骨盆底的3个开口处的3种括约肌是可以分开收缩的。尝试收缩直肠及肛门周围的肌肉,然后放松。接着收紧阴道周围的肌肉(性交时用到的肌肉)之后放松。最后,收紧用来抑制排尿的肌肉,然后放松。收缩时最好能持续1分钟,练习这个"前、中、后"定位缩放动作,直到你能分别控制这3处的肌肉。每天至少做3组,每组坚持多做几次。

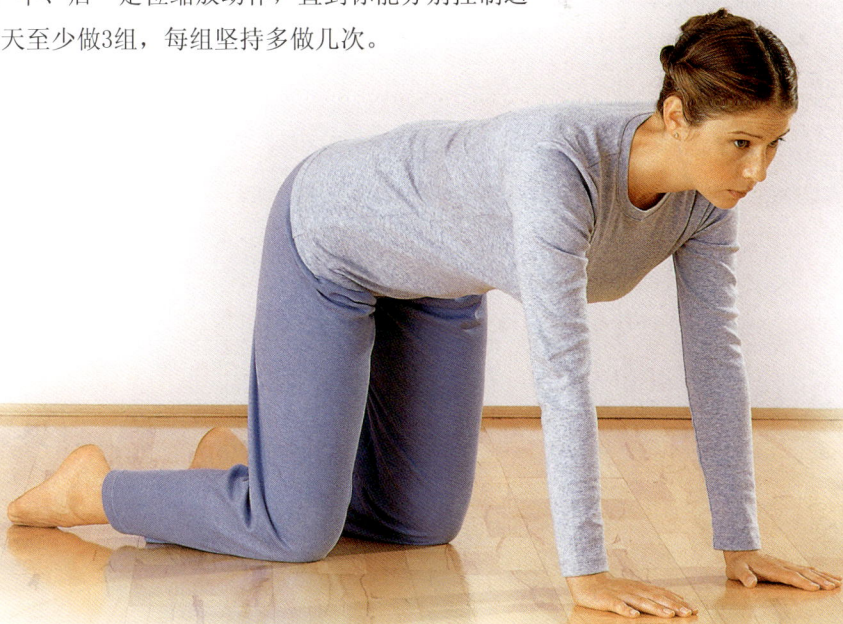

关于正确姿势的建议

无论何时，如果你能保持好的站姿，那么你的腹部肌肉将得到很好的塑形，而且能避免给后背带来额外的压力。保持正确的身姿习惯，你需要在躺下的时候，保持脊柱正直；在站着的时候，保持尾椎向下。

正确的躺姿

如果你需要平躺在地板上做运动，需要先调整身体姿势，使脊柱在正中位。你可以弯曲双膝，移动骨盆使下背部紧贴地板，然后再放松一点儿，地面和脊柱间会有空隙，不要过分追求紧贴地面。保持脊柱正中位，是做仰卧起坐和其他类似动作最安全的姿势。

运动中的姿势

散步是很好的运动，但是请注意你的姿势，特别是在你推着婴儿车时的体态和姿势

站直站高

当你的站姿正确时，你会感到头部被向上顶起，尾骨被向下拉，身体被拉长。尾骨向下拉的动作在任何地方都可以练习，如等车或排队时。当你还处在伤口恢复期间，你会发现婴儿车能够起到很好的支撑作用。

矫正姿势的动作

可以通过下面的方式检查你的姿势是否正确：

○ 靠墙站直，双脚平放在地上。
○ 将你的下背部靠向墙面，直到你感觉腹肌将你的骨盆抬起。
○ 将身体提高，想象你的头部伸向屋顶。
○ 肩膀向下压并贴近墙面。
○ 微微收起下巴，使你的颈部得到拉伸。
○ 只要你能够做到这些姿势，向前迈出一步，放松一会儿。

当你适应了正确的站姿，行走时也会自然地"昂首挺胸"。推着婴儿车的时候，你也需要注意你的姿势，不要弯腰驼背。

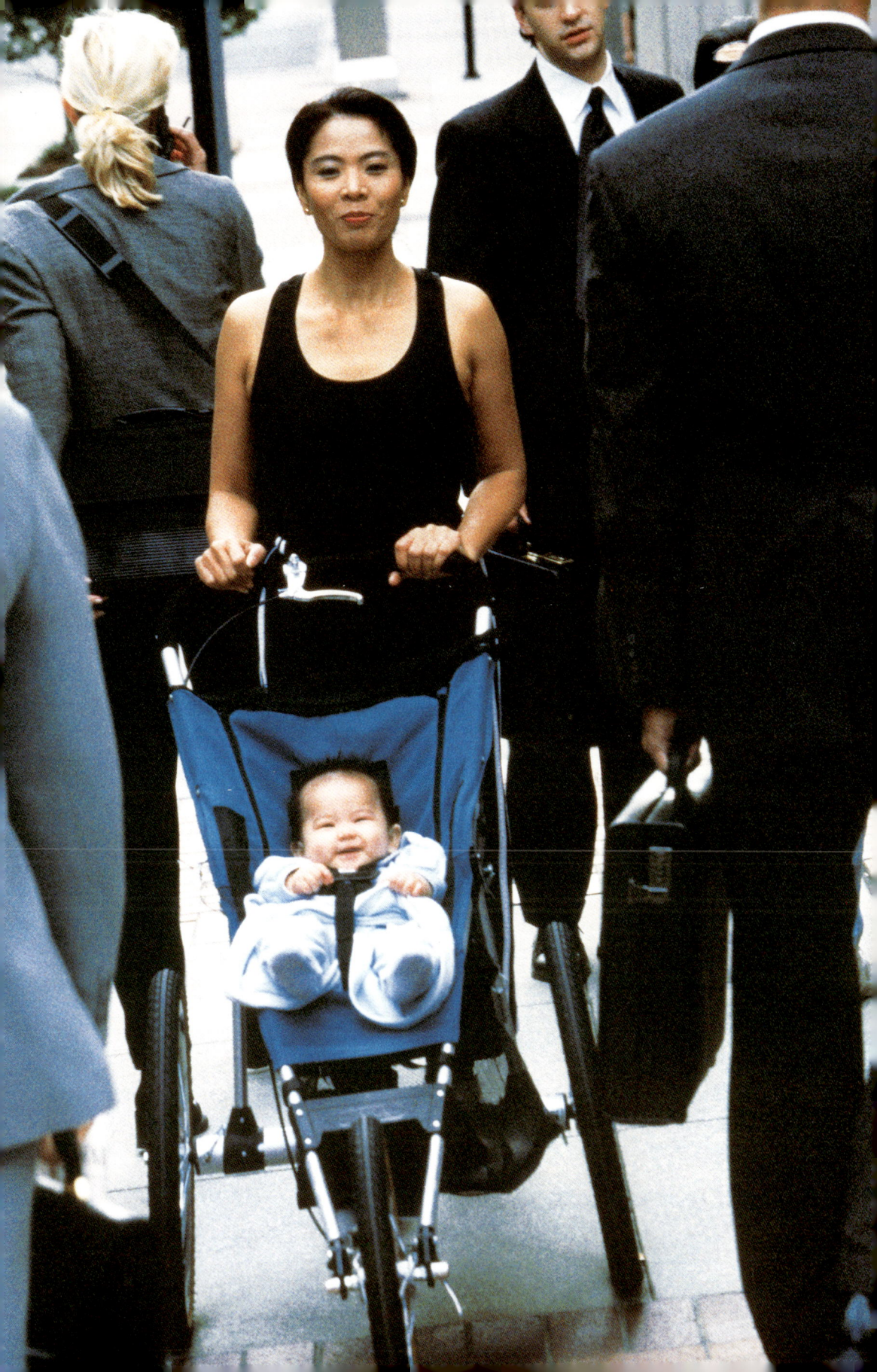

制订康复计划

虽然再也回不到从前，但宝宝的出现，让你的生活更加丰富多彩。虽然你的体形可能再也不会和从前一样，但这并不意味着情况变糟，你可以变得比从前更好。

行动起来

要想找回你以前的活力与健康，需要一年或者更长的时间。如果你的宝宝不容易入睡，妈妈也总是处于疲惫状态，恢复到以前的时间就会更长。你的身材可能已经走形，测得的腰围也让自己目不忍睹。身体的走形主要是因为激素和松弛激素的作用，还会造成胸腔扩大，以及孕期体重的增加。如果你的腹部还是很臃肿，也不要过于担心。只要你坚持锻炼身体，尤其锻炼腹部的肌肉，你的体形终将变苗条一些。而且你也需要注意姿势，不论何时站立，都要保持挺胸收腹的姿势。坚持做到挺直脊柱，收紧腹部。

你的康复过程
你会惊奇地发现，自从你回到家中，你的体力和健康恢复了如此之多

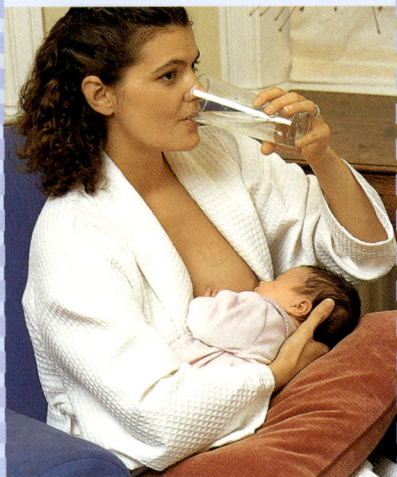

1～24小时

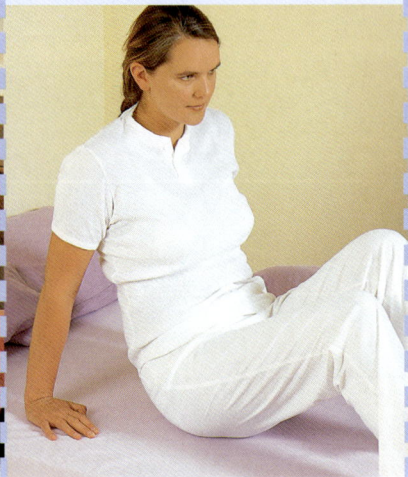

1～7天

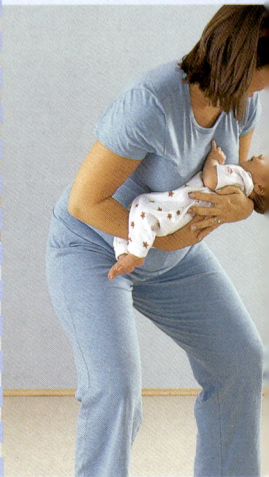

2～6周

偶尔的伤口疼痛

你或许发现伤口会时不时地疼一下——这种情况会发生在产后的几年中。但是，只要你感觉疼痛不严重，没有其他的身体异常，就不必对此感到紧张。

体重增加

你会发现，腹部和背部很容易堆积脂肪，这是因为你的身体还处于怀孕时的状态。坚持做塑形运动，你终将甩掉这些多余的脂肪。

要知道剖宫产术后的康复需要时间，如果你在产后4个月内没有将多余的脂肪减掉，请不要灰心丧气，不要觉得目标遥不可及。按照自己的计划慢慢来——你终将实现目标。

再接再厉，保持下去

为了使你的塑身计划更加有效率，你需要：
○ 每天都要留一些锻炼的时间。
○ 每天的锻炼时间不需要太长。如果10分钟是你的极限，继续保持下去——因为即便是10分钟也会带来变化。
○ 带着宝宝一起锻炼——利用婴儿背包（104页）或利用宝宝的重量（96页）。
○ 不论何时，只要能走路就走路。带上婴儿背包，将宝宝裹在身前，练习快步走。走的时候，摆动双臂，这样你会走得更有力。

7～12周
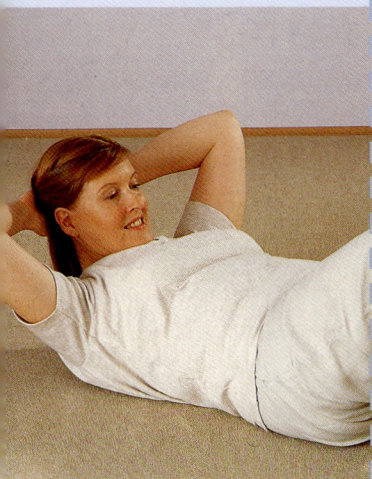

13～24周
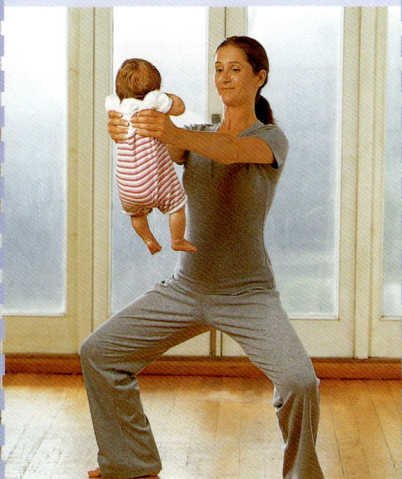

24周之后
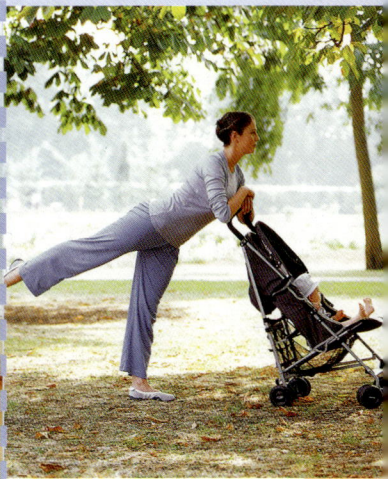

学会放松

在每天坚持锻炼身体的同时，你也需要找时间进行放松。每天放松的时间不需太长。配合每天的锻炼，你可以放松5分钟。你也可以选择自己喜欢的方式，如泡个热水澡。

放松的方式

如果你独处5分钟的地方只能在浴室，你也可以选择去那里，把门关上。即使你每周只能抽出奢侈的半小时来放松，也足够让你重拾幸福感。先让家人帮你照顾一会儿宝宝，点上几支蜡烛，放一首优美的音乐，再在浴缸的温水里加入自己喜欢的沐浴精油。准备就绪后，关掉灯，闭上眼睛，整个人彻底放松下来，先不要去想时间过了多久，不要惦记宝宝，排除杂念，好好享受此时此刻的惬意吧。

有时，换一种场景能够给你带来精神上的振奋。你可以约上朋友出去聚会；可以将宝宝托付给家人，这样你就可以和爱人度过一个浪漫的夜晚。你可能觉得整天照顾宝宝已经让你筋疲力尽而不想增添其他的活动了，可是当你走出去，参加聚会之后，你会惊奇地发现自己的感觉真的很好。

如果你是因为缺少睡眠而精神不振，请你的爱人帮你照顾一下宝宝。或许他可以在周末的早上照顾宝宝，你就可以多睡一会儿，或者在宝宝睡觉的时候，他还可以帮你做些家务，你也可以小憩一会儿。额外的一两个小时的睡眠作用可不小，你也会惊奇地发现自己在睡过之后，精力更加旺盛，情绪明显改善。

放松精油

沐浴时，你可以在杏仁油里添加几滴下面提到的基础油：

○ 乳香精油：有放松的功效，舒缓呼吸。

○ 天竺葵精油：舒缓压力，平复焦虑、沮丧，还能振奋情绪。

○ 熏衣草精油：让身体和心理保持微妙的平衡，有助于睡眠。

○ 柑橘精油：是出了名的温和精油，帮助睡眠，安抚焦虑。

5分钟放松练习

做放松练习需要清除杂念，把注意力集中于身体，最好在宝宝睡觉之后或宝宝被家人照看时做放松练习。

找一间暖和的房间，平躺在地板上，专注于呼吸几分钟。仔细倾听吸气和呼气的声音。然后，把注意力集中在身体上，先从头部开始，尝试放松每一个部位。

首先，头部贴着地面，然后完全放松。接下来放松你的脖颈肌肉，感觉头部被地板支撑着。试着去感觉头部的重量、脖颈的柔软。然后，双肩贴在地板上放松，感受你在调动肌肉完成动作，最后放松肌肉。

依次放松全身各个部分，最后到达双脚，请感觉身体的哪一部分贴着地面，而哪一部分没有。检查双手和双脚的位置，是否平衡（如果没有也没关系，只是感受它们而已）。

结束放松程序时，为了让自己重归现实，脚尖绷直，收缩小腿肌肉并伸展下肢；将双臂伸过头顶，用力拉伸你的上半身。接着做深呼吸，最后侧身，慢慢坐起来。

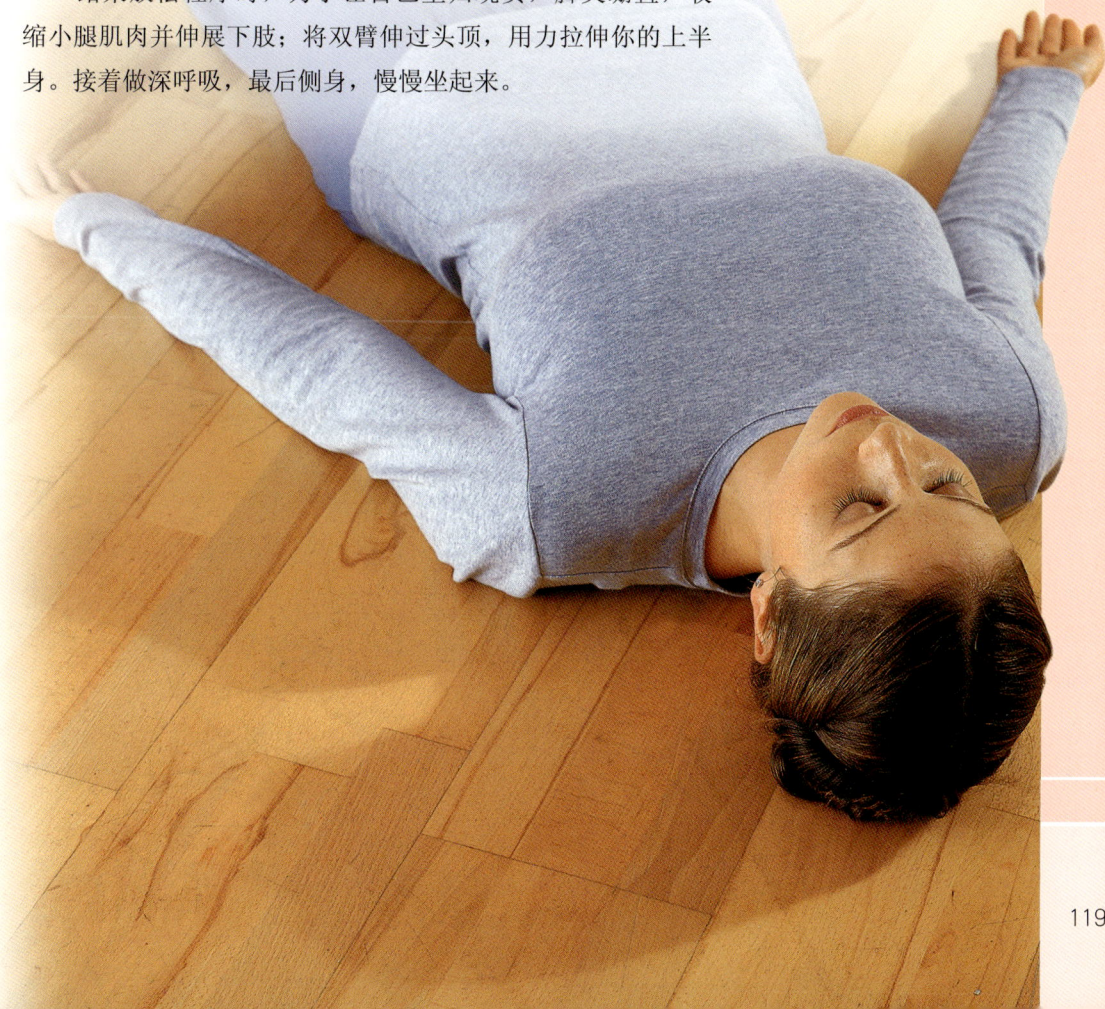

宠爱自己

如果你有空闲的时间，最好预定一次全身按摩或放松课程——如果有人想送你礼物的话，你也可以提议这样的礼物。任何形式的按摩都是强效松弛剂，会让你有如获新生之感，并缓解肌肉疲劳。此外，有许多疗法你都可以在家尝试，例如后面的自我放松按摩。如果你在母乳哺喂宝宝，请注意选择对宝宝安全的精油。

自制面膜

你可以利用家里现有的东西，自制安抚面膜。将两勺未经巴氏消毒的蜂蜜和两勺鲜榨柠檬汁或橙汁调制在一起，轻轻地拍在脸和脖颈上，能起到一定的保湿作用，15分钟后，用温水洗掉。还有一种自制面膜，用两勺革兰面粉混合一勺鲜酸奶，最后再加入6小滴檀香基础油。然后将其按摩在脸上，避开眼睛和嘴，10分钟后用水洗掉。

按摩双脚

有规律地每天检查双脚，看看有没有磨破、水泡之类的损伤。用磨脚石去除硬茧和死皮。每天睡觉前，用温水洗脚，擦干，尤其脚趾缝里也要擦干。要想双脚保持柔滑，抹一点儿身体乳液，整个脚面、脚底都涂抹一遍。将脚趾甲修剪干净，最好用指甲剪，不要用剪刀，剪完之后用指甲锉磨平尖角和毛边。

按摩劳累的双脚
缓慢地按摩脚趾、脚踝，最好能涂抹一些身体乳液，保持柔滑

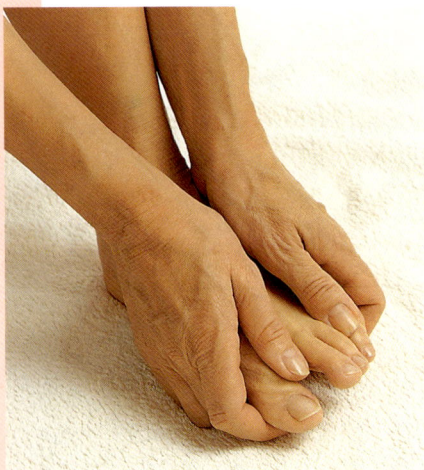

我的母亲每周会过来一次，帮我照顾宝宝，

这样我就有属于自己的几个小时了。

自我放松按摩

按摩皮肤时，要想效果更好，可以搭配一些按摩精油，如添加几滴令人振奋的基础油——天竺葵或薄荷油混合杏仁精油。将精油倒入掌心，双手将其摩擦变热，然后进行皮肤按摩。

从头部开始

选择一间暖和、不会受到打扰的房间。如果可以的话，关上门，把灯光调暗，让自己处在安静、惬意的环境中。先从头部开始按摩，手指从前往后轻轻地拍打头皮。然后加点儿力气，继续做2~3分钟，保持从前往后的按摩顺序。

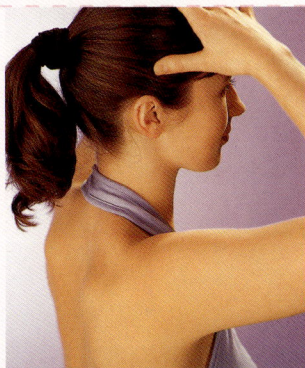

按摩身体

左手呈轻握拳状，连续捶打右侧肩膀，坚持做2分钟，然后换手。在手掌中倒入一些精油，双手摩擦加热。右手从左臂肩膀开始向下擦抹直到指尖，拉伸手指，然后用右手甩动左手手腕。重复多次，换手按摩。

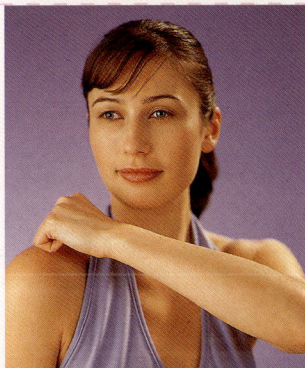

收尾动作

首先，右手揉捏左边的脖颈，接着揉捏肩膀、上臂。然后换手按摩另一侧。用轻握的拳头捶打臀部。用手的小拇指侧做劈砍的动作，由上而下来回敲打臀部，然后敲打至大腿。最后，用轻握的拳头轻轻捶打胸部上方，张嘴发出"啊"的声音。

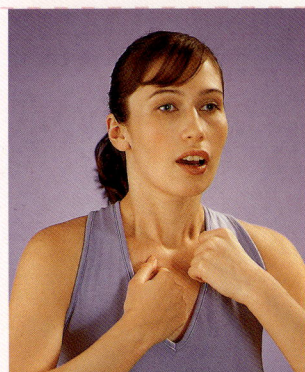

二次剖宫产

在过去的35年里，美国、加拿大以及英国的剖宫产手术明显增多。世界卫生组织声称当一个国家或地区的剖宫产比例超过15%时，将会弊大于利。

自然分娩
即使你的第1个孩子是通过剖宫产娩出的，你也有可能在后来实现自然分娩

剖宫产率升高的原因

有些反对剖宫产的组织认为，虽然如今的剖宫产已是常见手术，但并不总是对母子有益无害。也有研究调查反驳了上述观点并提出了有力的证据，一是有更多的母亲要求做剖宫产手术；二是真正需要做剖宫产手术的母亲也在增多。事实上，主要有以下几个方面的原因：一是对增强孕妇顺产能力的措施不够重视；二是一般介入性助产设备的副作用；三是忽视产妇需承受的手术风险和危害，甚至在无须医疗干预的情况下实施剖宫产手术。

事实真相

选择性剖宫产并非没有危险。对于宝宝，早产和呼吸窘迫综合征都有可能发生；对于产妇，如果出现感染、手术损伤、盆腔组织粘连，以及血凝块等并发症，可能需要接受治疗，不能接触宝宝，还要推迟母乳哺喂的时间。

另外一个导致剖宫产手术比例增加的原因是许多曾经做过剖宫产手术的产妇都担心自己能否顺产。在英国，29%的剖宫产手术都是二次剖宫产手术。这主要是因为产妇担心导致第1次剖宫产的问题会再次出现；家属也认为已经做过剖宫产，再做一次是相对容易的选择。

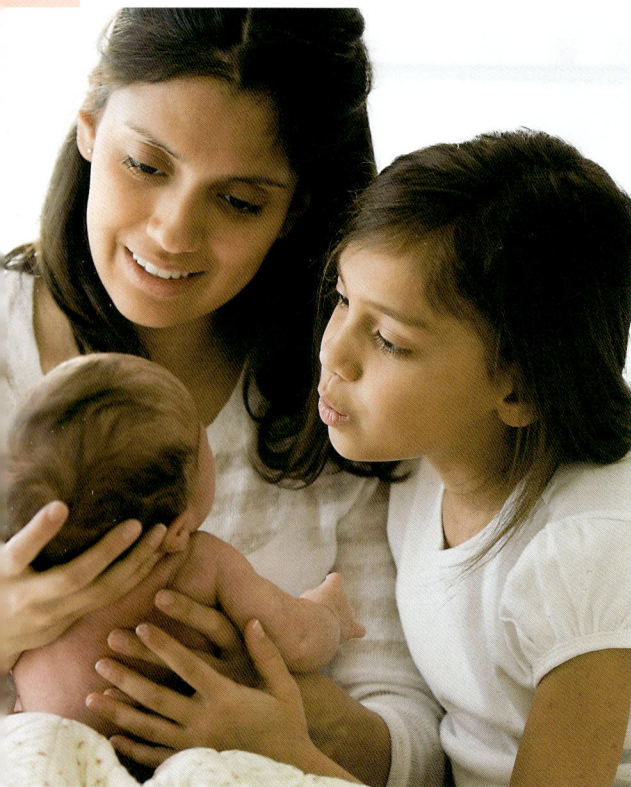

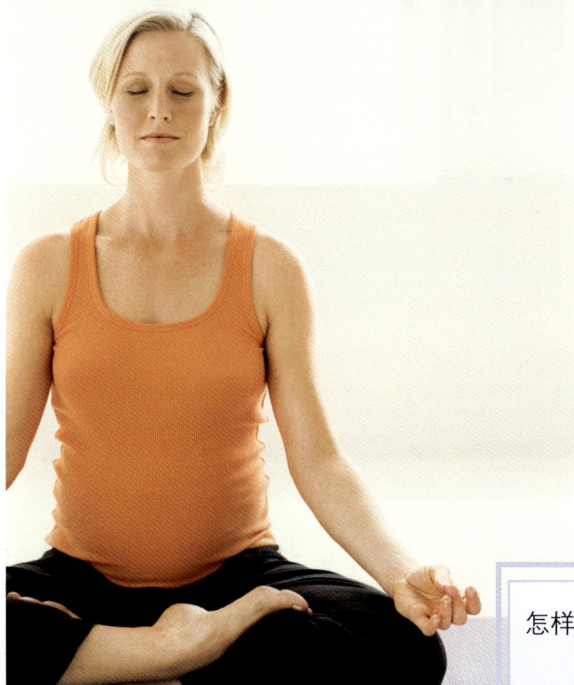

其实，剖宫产术后阴道分娩（VBAC）是可以实现的。60%～80%做过剖宫产手术的产妇，之后的阴道分娩都很成功。但是，仍然存在子宫破裂的风险，而且胎儿死亡率比二次剖宫产略高一些。

如果你想尝试剖宫产术后阴道分娩，最好向妇产科医生咨询一下。你必须在医院生孩子，如果出现任何并发症都会得到及时的处理。你的子宫收缩和婴儿的心跳都会得到持续的监测，并且如果有必要使用助产措施，医生将使用不会对子宫产生过度刺激的助产设备。

怎样避免做剖宫产

不是所有的剖宫产都应该或能够避免，但是，下面列出的情况可考虑自然分娩。

* 你所在的医院或你的医生的剖宫产手术率低于平均值，并且他对你的情况很了解。
* 你处在生育的最佳时期，并且有经验丰富的助产士。
* 你曾经顺产或成功地进行过剖宫产术后阴道分娩。
* 你之前做剖宫产的原因没有重复出现，例如臀前位或胎盘前置。
* 你之前做剖宫产是在分娩早期，宫颈口未全开时。
* 你这次的分娩发生得很自然，羊水自然破裂，而非人为催产。
* 胎儿的心跳被定期监测，并无异常。

常见问题解答

虽然本书力求涵盖更多有关剖宫产的问题，但是有些问题因人而异。这里有一些最常见的问题及其解答供你参考。假如你还想知道更多的信息，请咨询你的健康顾问或医生。

● 在自然分娩中使用电子胎心监护仪，改做剖宫产手术的概率会增大，这是真的吗？

胎儿宫内窒息是改做剖宫产手术的主要原因，这种情况可以被电子胎心监护仪检测到。但是有时容易出现误诊，如果医生或助产士认为宝宝有宫内窒息的危险，他们一般会推荐剖宫产分娩。

● 我听说剖宫产会对妈妈的心理产生影响，那么会对宝宝有影响吗？

一些研究只针对为数不多的剖宫产婴儿，但是这些跟踪研究没有证据说明剖宫产会对孩子的心理产生影响。

● 当得知自己将要做剖宫产后，真的很害怕疼痛。虽然，我对手术本身并不在意，但是我主要担心术后的拆线。什么时候要拆线呢？疼不疼？

术后过不了几天，医生就会为你拆线，或是在你离开医院之前，或是在你回到家后，再回医

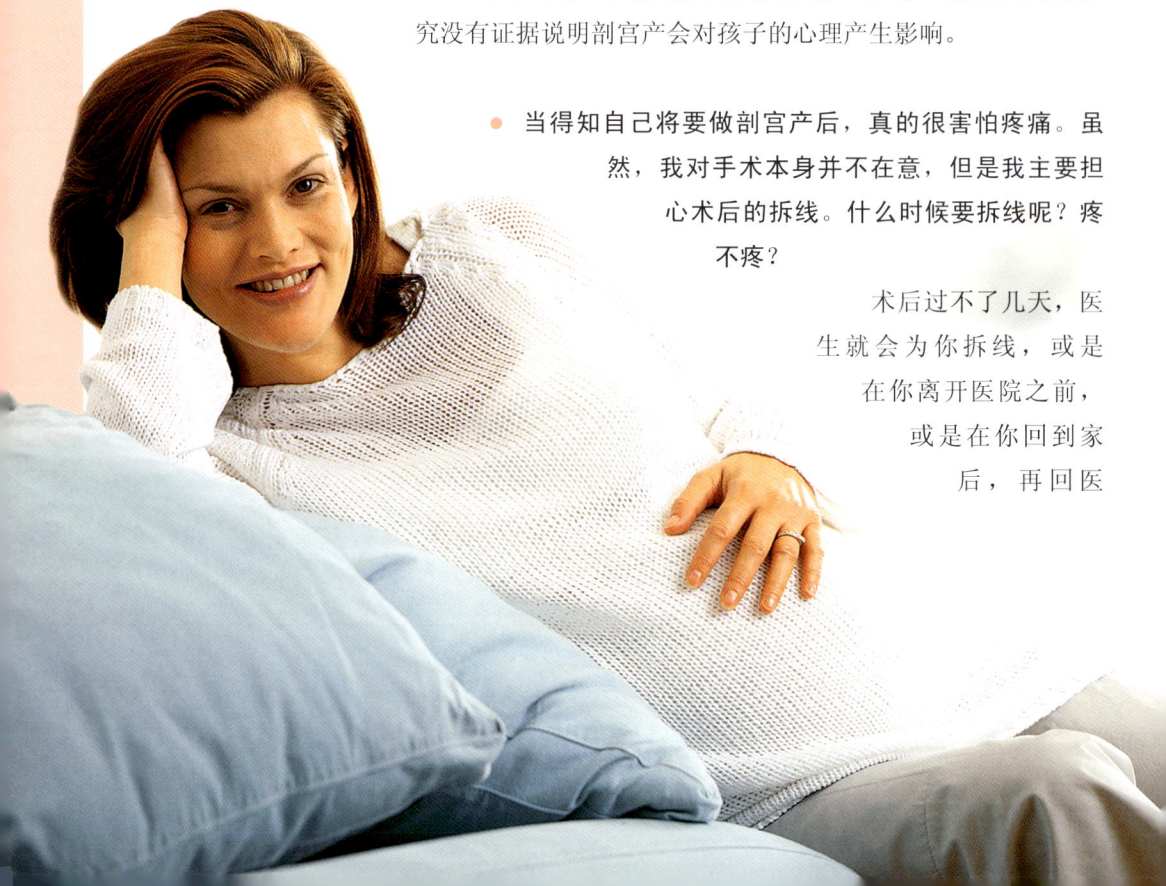

院复查的时候进行。拆线一般不会疼，除非随着伤口的愈合，手术缝线被埋进皮肤中，拆线时你会感到一些不舒服，但是这种不适是很短暂的。

● 我更希望自己能通过剖宫产术后阴道分娩的方式生宝宝，最好不要再次做剖宫产。但是关于哪种分娩方式更好的言论有些自相矛盾，为什么会这样？

一直到20世纪90年代，做过剖宫产手术的妈妈，如果再次怀孕，几乎都要做计划内二次剖宫产手术，而不是剖宫产术后阴道分娩。医生担心的是子宫留下的疤痕会在分娩中破裂，引起严重的并发症。然而，近25年来，许多专家、管理者以及研究人员提倡剖宫产术后阴道分娩。因为，有研究表明，子宫切口局部因再次分娩而破裂的可能性比较小，剖宫产术后阴道分娩的安全性有了提高。因此，人们又重新倾向于选择剖宫产术后阴道分娩。但是，这种转变让许多曾经留下切口疤痕的妈妈在剖宫产术后阴道分娩与二次剖宫产之间迷惑不解，有时甚至被误导。

● 我很惊讶地发现，术后我出现血样阴道分泌物。我认为只有顺产的母亲才会有恶露现象，为什么做剖宫产也会出现？这会持续多长时间？

恶露是子宫排出的余血和浊液，是所有分娩后的妈妈都会经历的。不管宝宝以何种方式出生，由于产妇的子宫内膜(特别是胎盘附着处的内膜)脱落，都会产生恶露。第1周恶露的颜色是红色，然后会逐渐变成粉红色，最后是黄白色，大约持续6周时间。

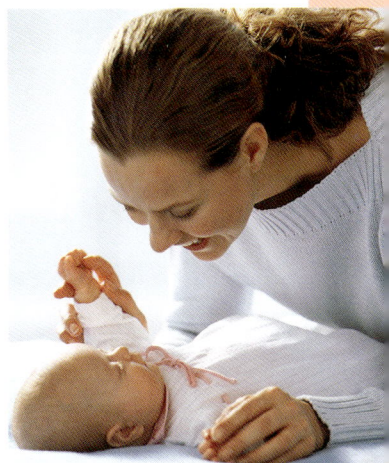

著作权合同登记号

图字:01 - 2012 - 3919

图书在版编目(CIP)数据

剖宫产后快速康复/(英)曼迪著;田红香,曹菲菲译. — 北京:北京出版社,2015.1

书名原文:Caesarean recovery

ISBN 978 - 7 - 200 - 10957 - 3

Ⅰ.①剖… Ⅱ.①曼… ②田… ③曹… Ⅲ.①剖腹产—康复 Ⅳ.①R719.809

中国版本图书馆 CIP 数据核字(2014)第 236056 号

剖宫产后快速康复
POUGONGCHAN HOU KUAISU KANGFU
[英]克里西·加勒加尔·曼迪 著
田红香 曹菲菲 译
*
北 京 出 版 集 团 公 司
北 京 出 版 社 出版
(北京北三环中路6号)
邮政编码:100120
网　　址:www.bph.com.cn
北京出版集团公司总发行
新 华 书 店 经 销
北京顺诚彩色印刷有限公司印刷
*
787 毫米×1092 毫米 16 开本 8 印张 50 千字
2015 年 1 月第 1 版 2015 年 1 月第 1 次印刷
ISBN 978 - 7 - 200 - 10957 - 3
定价:32.00 元
质量监督电话:010 - 58572393
责任编辑电话:010 - 58572417

三好图书网
www.3hbook.net

好人·好书·好生活

我们专为您提供
健康时尚、**科技新知**以及**艺术鉴赏**
方面的**正版图书**。

入会方式

1.登录www.3hbook.net免费注册会员。
（为保证您在网站各种活动中的利益，请填写真实有效的个人资料）

**2.填写下方的表格并邮寄给我们，即可注册
成为会员。**（以上注册方式任选一种）

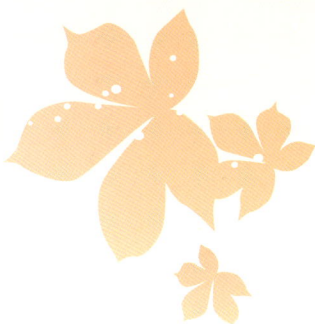

会员登记表

姓名：_____ 性别：_____ 年龄：____

通信地址：_____

_____

e-mail：_____

电话：_____

希望获取图书目录的方式（任选一种）：

邮寄信件 □   e-mail □

为保证您成为会员之后的利益，请填写真实有效的资料！

会员优待

· 直购图书可享受优惠的折扣价
· 有机会参与三好书友会线上和线下活动
· 不定期接收我们的新书目录

网上活动

请访问我们的网站：
www.3hbook.net

三好图书网
www.3hbook.net

地　址：北京市西城区北三环中路6号 北京出版集团公司7018室　联系人：张薇
邮政编码：100120　电　话：(010)58572289　传　真：(010)62052315

好书热荐

家教新经典
《父亲塑造女儿的未来》
That's My Girl
How a Father's Love Protects and
Empowers His Daughter

[美] 里克·约翰逊 著
安珍 盛海霞 译

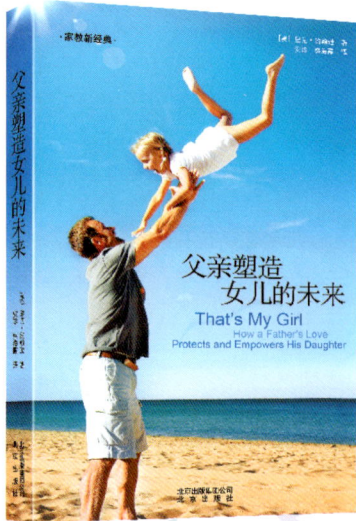

　　对待女儿，母亲细致周到的照顾纵然无可替代，但是父亲的爱和教育更加高远开阔、沉稳深刻、坚定不移，父爱不仅带给女儿快乐，更多的是对女儿情商、人生观、爱情观的深远影响。

　　父亲影响着女儿一生的各个方面，让女儿明白：女人应该如何被对待，男人该如何向女人表达健康的爱和情感。最重要的是，父亲树立了一个男人呵护女人的标准。很明显，这是一项艰巨的任务。

　　里克·约翰逊阐述了父亲该如何与自己的女儿建立起彼此都渴望的亲密关系，帮助女儿健康成长、获得内心的幸福和满足。作者用坦率、睿智、平和的语言传递着知识、经验和道理，还有一语中的的心理剖析，智慧和幽默浮现于文字间。

　　忙着挣钱的父亲们！你们给女儿真正的财富不是金钱，而是当她面对这个世界时，内心的力量和信心！

　　里克·约翰逊　美国"好父亲"组织的创始人，该组织12年来致力于帮助男性经营好家庭，与妻子、孩子共同成长，成为好男人、好丈夫、好父亲；同时也是美国和加拿大许多大型子女教育和婚姻专题会议备受欢迎的演说家。他著有多部畅销书，如《好爸爸，强儿子》《更佳伴侣是怎样炼成的》等等。

品好书，做好人，享受好生活！

三好图书网
www.3hbook.net

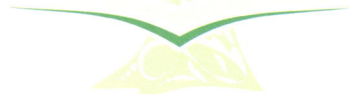